Ayurveda

Ayurveda

5000年の歴史をとりいれた新生活術
癒しのアーユルヴェーダ

佐々木 薫

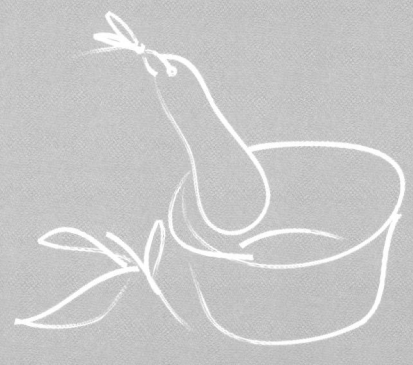

推薦の言葉にかえて
今、なぜアーユルヴェーダなのか

日本アーユルヴェーダ普及協会理事長 宇田川僚一

豊かな国日本

　21世紀、日本は豊かになりました。1945年焼け跡からの復興に始まり、重厚長大産業が牽引役となり、その後の軽薄短小産業の活躍とともに、高度経済成長を成し遂げ先進国の仲間入りを果たしました。そして今、バブル崩壊、景気低迷とはいえ、モノはあふれ年間平均労働者賃金も世界有数となっています。

　このように幸せな国「日本」の筈ですが、一方では豊かさの裏に心身の不調を訴えるストレス社会が広まっています。また新たに少子高齢化時代の到来という大きな問題も抱えています。交通事故死者をはるかに上回る自殺者の増加や、アメリカの約3倍、フランスの約5倍というスピードで超高齢化社会に向かっている現実が、まさにこの問題を物語っています。

高齢化率35.7%

　日本の将来推計人口は、約1億2800万人をピークに減少し、なおかつ

その構成比に占める高齢化率（65歳以上）は、2007年17.4%、2050年にはなんと35.7%に達すると推計されています。この現実は、年金、医療、福祉という社会保障制度に大きな影響を与えます。

生産年齢人口2人で従属人口1人を支えている現在から、1人の労働者が限りなく1人の非労働者を抱えていく時代が来るのです。なかでも医療制度改革は避けられない問題ですし、医療保険も個人負担の増大が明らかに予測されます。

3人家族の年間医療費300万円時代

厚生労働省は2025年の国民医療費を104兆円と推計しています。これは現在の約3.5倍、そして人口減を加味すると1人あたりの年間医療費は100万円となり、3人家族で300万円、5人家族では500万円かかることになるそうです。現在の国家予算をも上回るこの額は到底考えられず、従って現行の医療保険制度は崩壊せざるを得ないといっています。

世界の医療保険制度

ここで世界の医療保険制度を見てみます（図1）。これはセルフメディケーションサミット2002で配布されたガイドブックからの引用ですが、私なりに現地で見聞きしたエピソードを付け加えます。

イギリスではさすがに制度の維持が難しく、保険の利く病院を減らし、

GP（ゼネラルフィジシャン）を設けここでの診断結果で保険病院に行けるのだそうです。先日、ようやく日本の新聞にも出ましたが、病院が混みあい治療を待っている間に亡くなってしまう人がおり、切実な問題になっているそうです。彼の地に30年住んでいる日本人女性に聞いたところ、「この国では病気になれない。病気になったら日本に帰ろう、が仲間との合言葉……」とのことでした。

　一方、アメリカではこんな話を聞きました。小学校の体育の時間に先生が言うそうです。「保険に入っていない家の子は見学、怪我をしたら学校も面倒を見ることができない。どうしても参加したい人は親の承諾書を持ってくるように……」だそうです。代替医療、サプリメントの先進

図1　世界の医療保険制度における給付と負担の関係

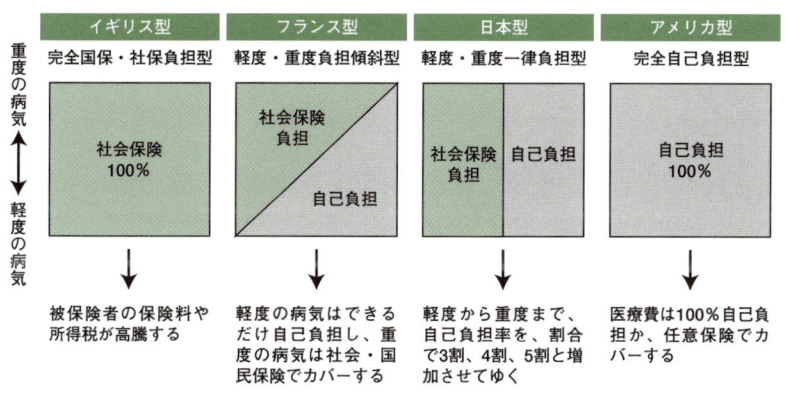

（『商業界・ヘルスケアブック』より）

国アメリカの一端を思い知らされた出来事でした。

さて、サミットではパネルディスカッションがあり、そこで参加されていた厚生労働省の大臣官房審議官が「わが国はフランス型の医療保険制度を目指す」と発言されました。

健康日本21・JACT

このような状況下、厚生労働省では、21世紀における国民健康づくり運動（健康日本21）を平成12年に設け、健康を増進し、発病を予防する「１次予防」（健康増進に努め、病気の原因を予防・改善すること）を強力に推進するべきとしていますし、JACT（日本代替・相補・伝統医療連合会議）では、西洋医療の大きな貢献を認めつつも、その限界を指摘し、西洋医学の肉体と精神をわける二元論的な世界観から、心と体を一体のものと見なす東洋思想の一元論的な世界観への変換を訴え、心の問題や、自然とともに生き、ライフスタイルの改善を通じて健康を増進させる伝統医学の重要性を説き、西洋医学も含めた第３の医学とも言うべき「統合の医療」を創造すべきとしています。

このほかにも、各所で今までの与えられる医療から参加する医療への提言がなされています。すなわち、健康の実現は、一人ひとりが主体的に取り組む課題であるという本来のあり方、国や行政に頼らず、自分の体は自分で守る時代を否応なしに向かえているのです。

日本の家庭医学の現状と必要性

　ひるがえって、私たちが営む最小単位である家庭における日常の健康管理を考えたとき、核家族化の進行の一因もあり、いつのまにか日本には家庭医学が姿を消してしまっています。今ではおばあちゃんの知恵や、一家にひとつはあった富山の薬箱も見かけることが難しくなっているのが現状です。医療保険制度の展望や、1次予防の必要性、それもライフスタイル、日常生活の中での改善を通じて健康維持、健康増進を考えなくてはならないときに、なんとしても家庭医学が必要です。それも代替医療、補完医療として最適なものが……。

望まれる代替・補完医療とは

　おそらく先端医療社会であろうアメリカで、1993年すでに国民の1／3が代替医療を併用していると報告されています。わが国も間違いなくその時代に入っていきます。
　そのとき「望ましい代替・補完医療とは」を考えますと、ひとつは日常生活に溶け込んだ医療、それも自然の摂理に添ったものが最適ですし、もうひとつは心身一元論的な体のみならず心にまでも働きかけるホリスティック（全人的）な医療が最善かと思われます。

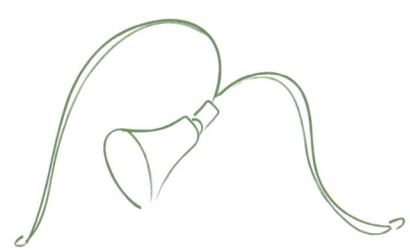

5000年の健康法アーユルヴェーダ

　インド、スリランカに生まれ、5000年の年月をかけて熟成されたアーユルヴェーダ。いま最先端の西洋医学を究めた医師たちの間で、もっとも注目を浴びている東洋医学です。縁あって10数年前にスリランカのアーユルヴェーダに巡り合い、それが言うところの「よりよく生きる方法が、すなわちアーユルヴェーダの根源」に魅せられ、共感いたしました。

　その後何度も訪れるうちに、スリランカではアーユルヴェーダ省があり、国を挙げての健康政策であることや、国民が西洋医療とアーユルヴェーダ医療を見事に使い分けているのを現実に見聞きし、この健康法を日本の代替・補完医療に取り入れるべきだと確信するにいたりました。

　胸を張ってお勧めできる健康法です。皆様もぜひ本書でアーユルヴェーダを会得していただき、人生の健康法となさってください。

　アーユボワン。

Contents

- 3 　推薦の言葉に変えて
  今、なぜアーユルヴェーダなのか
  日本アーユルヴェーダ普及協会理事長
  　　　　　　　　　　宇田川僚一

- 14 **Chapter1**
  アーユルヴェーダとは？
- 16 　現代に求められるアーユルヴェーダ
- 19 　アーユルヴェーダの歴史と哲学
  - 19 　歴史
  - 20 　哲学
  - 21 　心理的ドーシャ
  - 22 　5元素理論
  - 24 　人体の形成
  - 24 　5つのプラーナ
  - 24 　7つのダートゥ（組織）
  - 25 　スロータス（経路）
- 26 　トリ・ドーシャ理論
  - 26 　5元素とトリ・ドーシャ理論
  - 28 　プラクリティ（体質）
  - 28 　ドーシャのバランス
- 31 　トリ・ドーシャの特徴
  - 32 　ヴァータタイプ
  - 32 　ピッタタイプ
  - 33 　カパタイプ
  - 34 　複合タイプ

- 36 　column01　サーヤナ

- 38 **Chapter2**
  体質別の新生活術
- 40 　季節や1日の過ごし方
  - 40 　1日の過ごし方
  - 44 　季節の過ごし方
- 46 　アーユルヴェーダの考える食事
  - 46 　食事のとり方の教え
  - 47 　6つのグナと6つのラサ
  - 47 　グナ（性質）
  - 48 　ラサ（味）
  - 49 　ヴァータのバランスをとる食事
  - 50 　ピッタのバランスをとる食事
  - 50 　カパのバランスをとる食事
  - 51 　時間
  - 51 　アグニ（消化の火）
  - 52 　アグニのバランス
  - 52 　アグニのバランスをとる方法
- 53 　アーユルヴェーダの占星術
- 54 　アーユルヴェーダの入浴

- 54　ヴァータ体質の人
- 54　ピッタ体質の人
- 55　カパ体質の人
- 55　洗髪
- 56　**アーユルヴェーダの運動**
  - 56　体質にあった運動
  - 57　注意すること
  - 58　ヨガと呼吸法
  - 58　日光浴＆月光浴
- 59　**アーユルヴェーダの五感**
  - 60　香り（アロマテラピー）
  - 61　香りの楽しみ方
  - 62　色（カラーセラピー）
  - 63　音
  - 64　石
- 65　**アーユルヴェーダの睡眠**
  - 65　ヴァータの時間に起きる
  - 67　季節
  - 67　安らかな眠りのために

- 68　column02　女性特有の不調に

- 70　**Chapter3**
  　　トリートメントの基礎知識
- 72　**トリートメント概論**
  - 72　パンチャカルマ
  - 75　より健康を守るために
  - 76　心理的アーマの要因
- 77　**トリートメント理論──油剤法**
  - 77　スネハナの効果
  - 78　アビヤンガ（オイルマッサージ）
  - 78　マッサージの目的・効果
  - 79　禁忌
  - 80　ヘッドマッサージ
  - 81　フットマッサージ
  - 81　シーローダーラ
- 82　**トリートメント概論──発汗法**
  - 82　ピンダスウェダ
  - 82　バーシュパスウェダ（ハーバルスチーム）
- 84　**トリートメント概論──オイル**
  - 84　アーユルヴェーダで用いるオイル（タイラ）
  - 85　アーユルヴェーダオイルの製法
  - 86　オイルの種類
  - 87　体質別オイル
  - 87　体質別エッセンシャルオイル
- 88　**トリートメント理論──薬剤法**
  - 88　ホーム・レメディー

- 88 アーユルヴェーダの薬
- 89 ハーブティー
- 90 ハクル
- 90 アリスタ（薬用酒）
- 90 チュルナ（粉末）
- 90 トゥースパウダー
- 91 グティ・ワティ（丸薬）
- 91 クワータ（煎じ液）
- 91 タイラ（オイル）
- 92 カルカ（ペースト）
- 93 トリートメント概論──マルマ
  - 93 急所としてのマルマの分類
  - 94 場所による分類

- 96 column03　嗜好品

98 Chapter4
オイル・トリートメントの実践
- 100 トリートメント実技
  - 100 トリートメントの順序
- 102 フット・トリートメント（足先から脚）
- 106 バック・トリートメント（腰から背中）
- 110 ハンド・トリートメント（手から腕）
- 114 フェイス・トリートメント（顔）
- 118 ヘッド・トリートメント（頭）

- 122 column04　妊婦のアーユルヴェーダ

124 Chapter5
スリランカ式アーユルヴェーダ
- 126 スリランカのアーユルヴェーダ事情
  - 127 スリランカのアーユルヴェーダの歴史
  - 130 仏教とのかかわり
  - 131 「悪魔祓い」の儀式
- 132 スリランカのアーユルヴェーダ──料理編
  - 132 アーユルヴェーダ・ハーバルスープ
- 134 スリランカのアーユルヴェーダ──薬編
  - 134 母から子への民間療法
  - 136 アーユルヴェーダ調剤薬局
  - 136 新しいアーユルヴェーダ
- 138 スリランカのアーユルヴェーダ──セルフケア編
  - 138 風邪のひき始め
  - 138 咳

- 138 風邪以外のノドの痛み
- 138 下痢
- 138 便秘
- 139 頭痛
- 139 腰痛
- 139 ニキビ
- 139 ヤケド
- 139 花粉症（カパの憎悪）
- 139 口の清浄
- 140 疲労回復
- 140 食欲増進
- 141 スリランカのアーユルヴェーダ
　　　　　——医師編

- 144 column05　リゾート

- 146 **Chapter6**
　　日本アーユルヴェーダ普及協会
- 148 日本アーユルヴェーダ普及協会（JAPA）について
- 152 日本アーユルヴェーダ普及協会奨励アチーブメントテスト

160 Supplement
　ドーシャ・チェックシート

165 あとがき

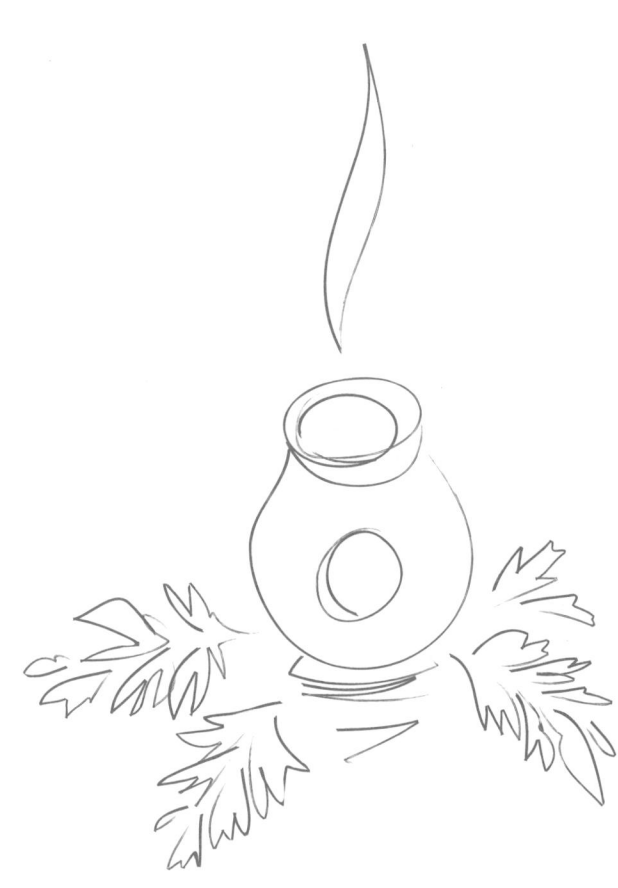

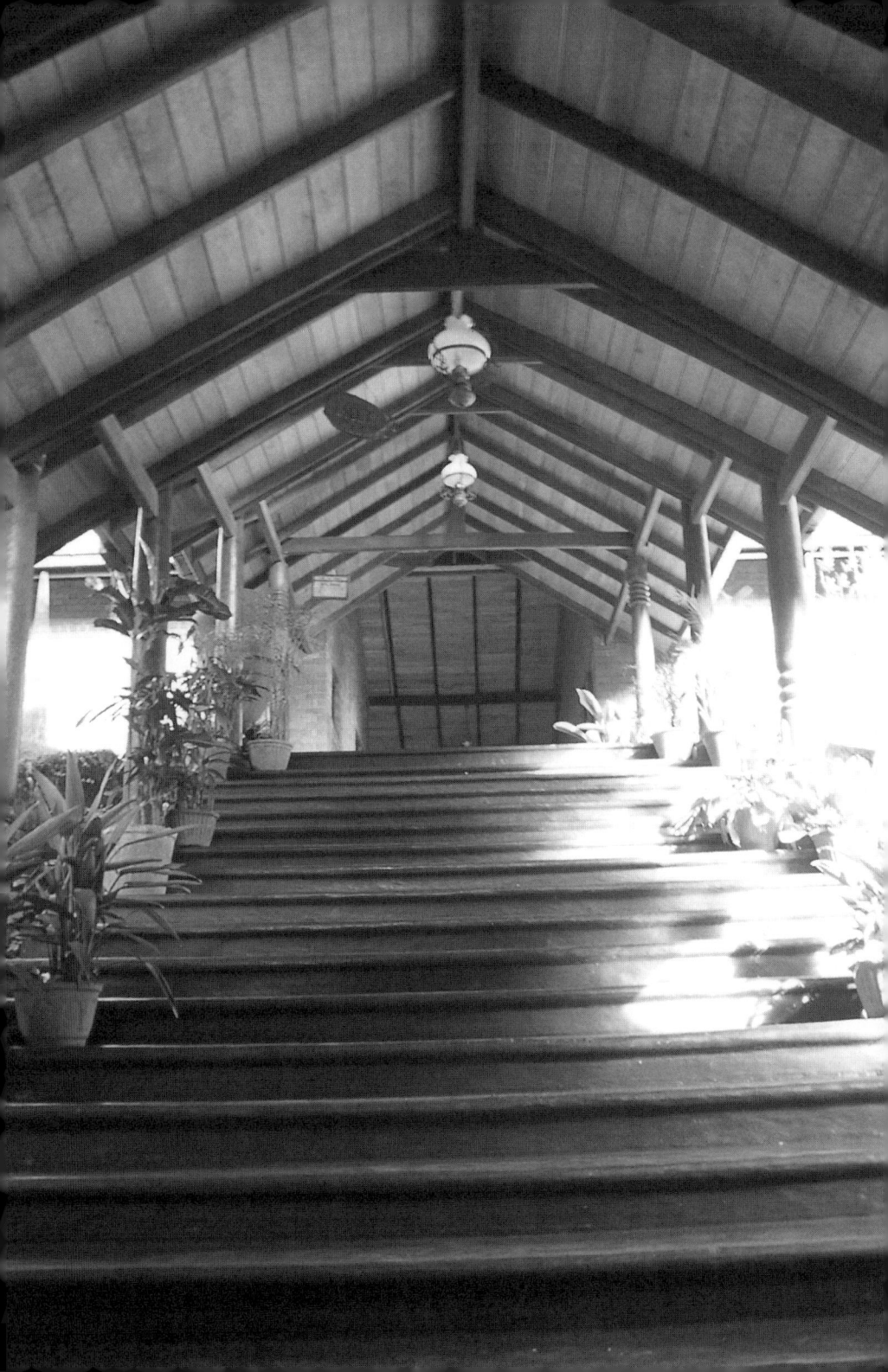

Chapter1
アーユルヴェーダとは？

より良く生きることを目的とした癒し「アーユルヴェーダ」。
歴史、哲学、ドーシャ、5元素、体質など、
その癒しを構成する様々な要素を最初にみていきましょう。

現代に求められるアーユルヴェーダ

　アーユルヴェーダはインド、スリランカで伝統的に行われる、最も古い体系化された医学システムのひとつです。アーユル（アーユス）はサンスクリット語で「生命」「寿命」、ヴェーダは「科学」「真理」を意味し、アーユルヴェーダとは「生命科学」と訳されます。言い換えれば、「生きるための法則」、「長生きする方法」です。スリランカのアーユルヴェーダ医師に「アーユルヴェーダをひとことで言えば？」と質問した時、返ってきた言葉は「よく生きること」。5000年の歴史を持つ「よく生きるための教え」それがアーユルヴェーダなのです。

　アーユルヴェーダの治療は、病気を診るのではなく、「人」を診るといいます。熱があるときは解熱剤、下痢は下痢止めというように、症状のみを治療する現代医療（対症療法）に対し、アーユルヴェーダ医師が患者に対する最初の質問は、「あなたはどんな病気ですか」ではなく、「どんな体質か」です。治療は個人個人のオーダーメイドで、ひとつの病気でもすべての人に効くという薬はなく、すべての人によい治療はない、と考えます。

　人間を単に物理的な存在ではなく、肉体と精神、スピリッツ（魂）

のバランスの上に成り立つ存在であると捉え、病気や病人だけを対象とするのでなく、生命全体にはたらきかけます。病気の治療だけでなく、予防、健康の維持、長寿を目的とし、さらにはよりよく生きる、至福（サットヴァ）に満ちた人生をおくることを目指します。

　アーユルヴェーダでは、人間は自然の中の一部であり、自然と共に生き、環境からの多くの恩恵を受けながら暮らしていると考えます。たとえば、スリランカでは結婚、就職、転居など日常の様々な節目で占星術が重視されます。生活は天体の動きに大きく影響されると信じるからです。満月の日が休日であるのもよい例です。

　自然とともに暮らすということは、昔の生活に戻るということではありません。今の近代化された生活は価値あるものです。現代の科学に古代の叡智を加え、問われるのは生き方です。アーユルヴェーダは「よりよく生きる」ことを目的としています。

　文明の発達により、多くの自然環境が破壊されています。一方、解決したはずのコレラやマラリアが再び話題になっています。絶滅したといわれる天然痘より、もっと強い病気も発生しています。すべての病気を治すことは、人類永遠のテーマです。

　アーユルヴェーダの教えは健康に生きるためのもので、心身の力を蓄え、免疫力を高めるようはたらきかけます。病気の発症には病原菌やウイルスだけでなく、肉体（患者）も重要な要因です。菌や

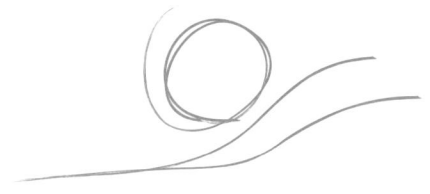

ウイルスと闘うのが現代医療だとすれば、アーユルヴェーダは肉体である「人」を対象とします。インフルエンザがどんなに流行してもかからない人もいます。ウイルスだけで病気になるのではなく、受け入れる側にも要因があり、病気が一方的にやって来るのではなく、人が病気を選択していると考えることも出来ます。病気にならないからだをつくることは、どんな病気があらわれても対処することができるとアーユルヴェーダは教えます。

　アーユルヴェーダは、「からだを支配するのは心である」、つまりバランスのとれた心の状態がより高い健康を創造すると考え、至福に満ちた心身の健康、病気の治療と予防のための方法について、医師の手によるものから生活習慣の提案まで、広範囲の教えを説く伝統医学なのです。

アーユルヴェーダの歴史と哲学

　アーユルヴェーダには、神話的な歴史、自然、宇宙の原理を基礎とする哲学、様々な理論があります。

歴　史

　伝説によると、人間の世界に「苦しみ」や「病」というものが現われた時、ヒマラヤの麓に52人の「リシ」と呼ばれる聖者が集まって会議を開き、病の苦しみから人間を救うために授けることになった「医学」、つまり神から授かった教えが「アーユルヴェーダ」であるといいます。真理を追究する聖者の瞑想の中で発展してきたもので、師から弟子へ伝承され、多くの詩文が残されています。

　ブッダが活躍した紀元前6世紀頃、彼の治療を担当した医師ジーワカは、最も偉大なアーユルヴェーダ医師として今でも敬意を表されています。アーユルヴェーダの古典「チャラカ・サンヒター」や「スシュルタ・サンヒター」のチャラカ、スシュルタとは実在の医師で、彼らの功績によってその歴史が伝えられ、この2つの古典に治療法、予防法、生活法、哲学が記されています。

　古代インドには、紀元前1500年〜紀元前800年に成立したという

リグ・ヴェーダ、サーマ・ヴェーダ、ヤジュル・ヴェーダ、アタルヴァ・ヴェーダの4つの聖典があり、アーユルヴェーダは病気の治療に関するアタルヴァ・ヴェーダの一部にあたります。

当時勃興したサーンキヤ哲学等の影響を受け、理論は科学から哲学にまで及び、肉体的、精神的、そしてスピリチュアル（魂）な面から、健康のために必要な要素について、ホリスティックな視点で詳細に述べられています。「医学の父」ヒポクラテスが古代ギリシャで活躍したのが紀元前5世紀頃のことですから、その1000年以上も前に古代インドには既に体系化された医学があったことになります。アーユルヴェーダは中医学をはじめユナニ医学、チベット医学等、世界中の伝統医療に影響を与えたといわれ、特に中医学との共通点は多く、ツボ、脈診、薬草、5元論などに類似点が見られます。
「時代や地域が変わっても、ヴェーダ（真理）は変わらない。ヴェーダは人間の理性や経験をはるかに超えて成立したものだから」と、アーユルヴェーダでは説いています。

哲　学

サーンキヤ哲学にもとづく創造の原理では、プラクリティ（創造性の原理）とプルシャ（絶対意識の原理）の2つによって、あらゆる生命が生み出されるとされます。

また、自然界全体のエネルギーは次の3つのグナ（性質）を持ちます。
サットヴァ……潜在的な創造力（ブラフマー）
ラジャス………運動維持力（ヴィシュヌ）
タマス…………潜在的破壊力（シヴァ）
　この3つはすべての存在の基礎になり、プラクリティ（創造の原理）の中にバランスよく含まれます。さらにプラクリティとプルシャが統合され、マハット（宇宙知性）が生じ、マハットからアハンカーラ（自我）が形成されます。アハンカーラはサットヴァの力を借りて、五感と5つの器官として具象化し、タマスの助けで5元素となって宇宙を創造したとされています。

心理的ドーシャ
　サットヴァ、ラジャス、タマスは人間の心にもはたらきかけ、心理的ドーシャと呼ばれることもあります。
　サットヴァが優勢な人は真理や誠実さ、謙譲さを持ち、あらゆるものの善に価値をおきます。ラジャスが強い人は権力、地位、権威、支配を好み、タマスが優勢な人は恐怖や従属、無知、破壊力にとらわれます。
　誰でも3つの要素を持ち合わせますが、サットヴァは進歩的選択、

タマスは保守的な選択を好み、ラジャスはどちらかの選択を強いるように私たちをせきたてます。

5元素理論

　宇宙の始まりは意識の具象化されていない状態で、そこからオームという微妙な波動が発生したといいます。その波動から「空」の元素が現われ、それが動いて「風」を生じます。風の動きは摩擦を生じ、やがて熱が発生し、結合して「火」の元素が現われます。火の熱により空の要素が溶けて液体となり「水」が現われ、さらに溶けて「地」の元素が作られました。空が他の4つに変化し、5元素が生まれたとアーユルヴェーダでは考えます。さらに土からは、植物や動物などの有機体、金属などの無機物が生まれたのです。

　一方、サットヴァからは「空」の元素が生じ、エネルギーを構成するラジャスからは「火」が生じます。惰性を構成するタマスからは「地」の元素が生じ、サットヴァとラジャスのギャップから動きのある「風」が、ラジャスとタマスから動性と惰性を混合する「水」の元素が生じます。

　これらの元素は物質の5つの状態、固体、液体、気体、ガス、エーテル体を象徴し、宇宙に存在するあらゆる物質の5つの密度を示し、精神状態や情動の心理学的性質にも対応するといいます。

アーユルヴェーダでは、肉体と五感は5元素として現れた宇宙エネルギーが具象化したものと考えます。これらの要素は純粋な宇宙意識から沸き起こったものと考え、肉体を宇宙意識と調和させるための方法が説かれています。

5元素とからだの関係

元素	存在するからだの部位	感覚	感覚器	作用	行動器官
空	口・鼻・消化管・気道 腹腔・毛細血管・リンパ管など	聴覚	耳	言葉	舌・口 声帯
風 動き	筋肉の収縮・心臓の拍動・肺の収縮 胃腸の動き・神経系の活動など	触覚	皮膚	把握	手
火 代謝	消化器系・知性・網膜 体温・視力など	視覚	目	歩行	足
水	消化液・唾液・粘膜 血漿・細胞質など	味覚	舌	生殖	生殖器官
地 形の維持	骨・軟骨・爪・筋肉 人体・皮膚・毛など	嗅覚	鼻	排泄	肛門

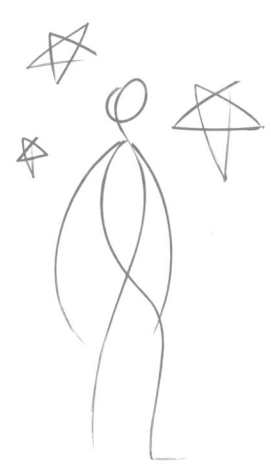

人体の形成

5つの元素からは3つのドーシャが生じ、人体を形成します。生まれつき持っている情報であり、すべての機能を調整する目に見えない力、外見、機能、変化へ対応の仕方、感情、思考まですべてを支配します。

5つのプラーナ

プラーナとは生命力、中医学の「気」の概念と似たものです。生命力の5つの側面といえます。

5つのプラーナと存在・支配する部位

	存在する場所	支配する部位
プラーナ・ヴァーユ	脳	神経系・呼吸器系
ヴィヤーナ・ヴァーユ	心臓	循環器・関節・筋肉
サマーナ・ヴァーユ	小腸	消化器系
ウダーナ・ヴァーユ	咽喉	話す能力・意気・呼気
アパーナ・ヴァーユ	下腹部	排泄行為・月経・出産

7つのダートゥ（組織）

肉体は7つのダートゥ（組織）に分類されています。各ダートゥはラーサがラクタ、ラクタをマムサというように、次のダートゥを支える性質を持ち、ひとつの組織、たとえばラーサに支障があれば、

すべての組織の機能が低下すると考えます。

　ダートゥの状態は心にも影響し、組織のバランスがとれていれば精神的なバランスも安定し、また瞑想などで心を安定させることが、からだの組織の機能を高めることもできると考えます。

7つのダートゥとからだの組織の関係

ラーサ	血漿・細胞液
ラクタ	赤血球
マムサ	骨格筋
メーダ	脂肪
アスティ	骨組織
マッジャ	骨髄
シュクラ	生殖組織

スロータス（経路）

　からだは多くの経路で構成され、経路が組織の代謝を維持し、同化や排泄の過程を支配します。この経路の流れに支障があると病気が起こります。健康の維持と病気の予防には、経路の流れを維持することが大切です。経路はスロータスと呼ばれ、中医学の「経絡」の概念とも共通点を持ちます。

トリ・ドーシャ理論

　アーユルヴェーダ理論の柱は、宇宙の万物は5つの元素からできているという5元素の理論とトリ・ドーシャ理論です。

5元素とトリ・ドーシャ理論
　アーユルヴェーダでは、人体及び宇宙の万物は「空」、「風」、「火」、「水」、「地」の5元素で構成されると考えます。宇宙を「大宇宙（マクロコスモス）」、人間はその縮小である「小宇宙（ミクロコスモス）」と捉え、からだの中にあるすべてのものが宇宙にあり、宇宙にあるすべてが体の中にも存在するとされます。5元素は原子よりももっとミクロなもの、それ以上に分析できないものです。

　さらに、私たち人間は3つのエネルギーに支配されるという「トリ・ドーシャ理論」があります。エネルギーは「ヴァータ（VATA）」「ピッタ（PITTA）」「カパ（KAPHA）」の3つで、「トリ」は「3」、「ドーシャ」はサンスクリット語の「不純なもの」「病素」を意味します。

　3つのドーシャも5元素で構成されます。「空」と「風」からヴァータ、「火」と「水」からピッタ、「水」と「地」からはカパが生

じます。ヴァータは軽・冷・動・速・乾の性質（属性グナ）を持ち、運動のエネルギーとして体内の運搬や循環、すべての機能、活動の調節に関わります。ピッタは火のエネルギーで、熱・鋭・軽の性質を持ち、消化や代謝を調節します。そして水のエネルギー、カパは、重・冷・遅・粘の性質を持ち、細胞を構成し、身体の内部環境の維持、免疫力を支配します。

　3つのドーシャが共同ですべての代謝に関与します。同化はカパ、異化はヴァータ、ピッタは代謝をコントロールします。ヴァータのバランスが崩れると代謝が乱れ、異化が過剰になり、体内の分解や破壊が進んでしまいます。たとえば、食物を食べた時、唾液を分泌するのはカパ、飲み込み胃へと運ぶのはヴァータ、消化はピッタというように役割が決まり、3つのドーシャは協調して作用します。

5元素とトリ・ドーシャ理論

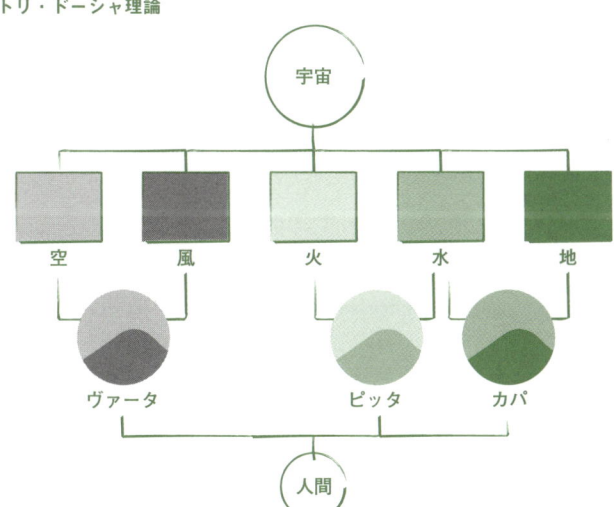

3つのドーシャのバランスが健康や病気を支配し、健康とはヴァータ、ピッタ、カパのバランスがとれている状態で、病気になるのはそのバランスが崩れるからとアーユルヴェーダでは考えます。アーユルヴェーダの考える健康は、ドーシャのバランスがとれ、身体の組織が正常な排泄と消化機能を備え、さらに感覚と精神とスピリッツ（魂）が至福に充たされた状態です。

プラクリティ（体質）

　トリ・ドーシャのバランスは各人によって異なり、そのバランスがその人の体質を表します。体質のことをサンスクリット語で「プラクリティ」といいますが、プラクリティの意味は「第一の創造」です。また、「自然」という意味も持ち、からだの自然な状態＝体質と考えます。自分の体質、自分が誰であるか、自分の自然の状態を知ることが、自分が何を食べたらよいか、どういう生活をしたらよいかを考える上でのとても重要なkeyとなります。

ドーシャのバランス

　ドーシャのバランスは、時間や季節、年齢によっても影響を受けます。6時から10時まではカパの増えやすい時間、10時から14時まではピッタ、14時から18時まではヴァータの増えやすい時間です。

そして、18時から22時は再びカパ、22時から翌2時はピッタ、2時から6時まではヴァータの時間です。

　同様に春はカパの増えやすい季節、夏はピッタ、秋から冬はヴァータの増えやすい時期になります。ドーシャは似た性質のものが似たものを増やし、逆の性質のものは逆のものを減らすという法則があります。乾燥や寒さはヴァータを増やし、暑さ（熱さ）はピッタを、湿気はカパを増やします。

　年齢では、幼児〜若年期（0〜30歳）はカパ、壮年期（30〜60歳）はピッタ、60歳以上はヴァータが増えやすい時期です。子供時

各ドーシャのバランス

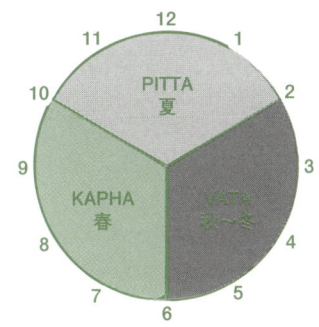

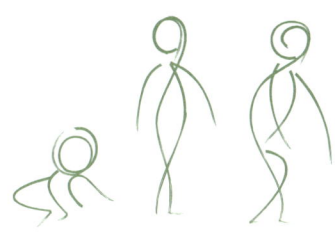

代は成長が盛んな時ですから、組織を構成する要素であるカパが優勢になります。成人は成熟、安定、働き盛りの時期で、エネルギーを作るピッタが優勢です。老年になると肉体は衰え、異化を促進するヴァータが優勢になります。

　それぞれの体質、その人の持つトリ・ドーシャのバランスに添った健康があり、健康には個人差、多様性があるとアーユルヴェーダでは説いています。バランスとは３つのドーシャが同じ割合で存在するということではなく、その人の持つ本来のバランスを保つことにあります。池に石を投げると、音がして水面は乱れます。でもしばらくすると自然に元の状態に戻ります。

　同様に人間のからだにも外部環境の変化に関わらず、常に一定の状態を保つ「ホメオスターシス」を維持する力があります。アーユルヴェーダでは5000年も昔からそのことに気付いており、自分にあった健康、すなわち、自分が自分らしくあることを保つことが、「健康」な状態であると教えています。

トリ・ドーシャの特徴

　誰もがからだの中には３つのドーシャを持っています。その中で最も多く持っているドーシャを、アーユルヴェーダではその人の「体質」とみなします。ヴァータ体質の人はヴァータ・ドーシャを多く持ち、ヴァータの属性である軽・冷・動などが、心身の特徴です。どちらかというと痩せ型で背が高く、頭の回転が速く、いつも動きまわっているタイプです。

　最も多く持っているドーシャは最も増えやすく、バランスを崩しやすいドーシャです。ヴァータの人はヴァータが増えやすく、手足が冷えやすかったり、ちょっとしたことが心配で眠れなくなったりしますが、これはヴァータが増えた（憎悪）時に起こりやすい現象です。

　体質（ドーシャのバランス）は卵子と精子の受精の時に決定されると考えられ、生まれてから死ぬまで、その人の心身の健康、ライフスタイル、人生に関与します。生まれ持ったもの、両親の持つ体質、環境等の要因が体質を決定づけますが、生まれた時の体質が永遠であるか否についてはいろいろな説があります。

ヴァータタイプ

　華奢で痩せ型。背は低いか細くて高く、肌は冷たくて乾燥肌です。髪もパサパサしています。機敏で活発、敏捷で、がんばりもききます。怪我をしても治りは早いです。快活で想像力豊か、新しいものや変化を好み、順応性も高く、新しい環境や初対面の人ともすぐなじめます。理解力もよく記憶するのも早いです。しかしバランスが崩れると不安が強くなり、気分も変わりやすい、衝動的で集中力もなくなります。恐がりで心配性、抑うつ症状を示すこともあります。早口で睡眠時間も短く、積極的ですが飽きるのも早い、気の変わりやすい人です。お金を稼ぐことも上手ですが、無駄なことに浪費する傾向があり、仕事も家も変えることが多いタイプです。ヴァータの人が活動しやすいのは春から夏、温かく湿潤な気候です。

ピッタタイプ

　中肉中背でスタイルがよく、肌はやわらかく髪も細くて柔らか、関節が柔軟です。寒さに強く暑さに弱い、汗をかきやすい人です。目つきは鋭く闘争心、チャレンジ精神にあふれます。快食快便ですが、バランスが崩れると湿疹(しっしん)や蕁麻疹(じんましん)が出来やすく、目が充血します。知的で情熱的、勇敢で機転がききます。チャレンジ精神が旺盛で、集中力もあります。話や行動に無駄がなく、リーダーに最適な

タイプですが、バランスを崩すと短気で怒りっぽく、批判的で喧嘩っ早く、完璧主義に走る傾向があります。見た目を重視し、ブランド品や高級品を好む、見栄っぱりの傾向があります。涼しく比較的乾燥した気候が向いています。

カパタイプ

　体格がよく、体力、持久力のある肉体労働や運動に耐える人です。髪も豊かでつやがあり、肌は白くしっとりなめらかです。どこでもぐっすり眠れますが、寝起きが悪く日中も眠気に悩まされます。太りやすくアレルギー性鼻炎や鼻水鼻づまりに悩まされることが多く、気管支疾患にかかりやすくなります。慈悲深く献身的で、穏やかさと寛大さにあふれています。情にもろく争いごとを好みません。辛抱強く、物事を着実に成し遂げる人です。しかしバランスが崩れると、こだわることが多くなり、執念深く、思考も鈍り大雑把になります。活動意欲もなくなり抑うつ状態になることもあります。愛欲におぼれたり、独善的になり、根に持つタイプです。動作や話し方はゆっくりで、落ち着いています。物覚えは早くはありませんがいったん覚えたことは忘れません。お金を貯めるのも上手です。眠るのが好きで放っておくといつまでも寝ています。乾燥して暑いくらいの気候がすごしやすいでしょう。

複合タイプ

　2つのドーシャが複合したタイプは、その2つが絵の具のように混じりあっているのではありません。2つのドーシャの長所と短所を持ち合わせ、その時々でどちらかの特徴を表します。ピッタとカパの体質は、食欲は旺盛、筋肉質でスポーツに向きます。大概の場合はピッタのエネルギッシュな攻撃性が、カパの寛大さより優勢です。ピッタの消化力とカパの免疫力の強さがあわさって、極めて健康なからだを持つ場合が多いようです。3つのドーシャをバランスよくもつトリ・ドーシャタイプは、最もバランスがよいといわれていますが、最もバランスが崩れやすいタイプでもあります。

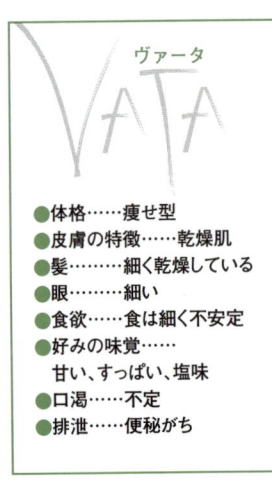

ヴァータ

- ●体格……痩せ型
- ●皮膚の特徴……乾燥肌
- ●髪………細く乾燥している
- ●眼………細い
- ●食欲……食は細く不安定
- ●好みの味覚
    甘い、すっぱい、塩味
- ◻口渇……不定
- ●排泄……便秘がち
- ●動作…………早く活動的
- ●性格(長所)……活発、想像力豊か
- ●性格(短所)……
    落ち着きがない、恐がり、不安定
- ●信念…………変わりやすい
- ●記憶力………覚えるのも忘れるのも早い
- ●睡眠…………短く断続的
- ●話し方………早い、よくしゃべる
- ●経済状態……浪費家でお金は貯まらない
- ●体質…………寒がりで冷え性
- ●適する職業……ダンサー、デザイナー、教育者
- ●かかりやすい病気……
    循環器疾患、狭心症、心筋梗塞
    脳梗塞、神経系疾患、大腸疾患
    腎臓疾患、腰痛、頭痛

ピッタ PITTA

- ●体格……中肉中背
- ●皮膚の特徴……やわらかく油っぽい
- ●髪………
  やわらかくしっとり、若禿、若白髪
- ●眼………目つきが鋭い
- ●食欲……良好もしくは食べ過ぎ
- ●好みの味覚……甘い、苦い、渋い
- ●口渇……のどが渇きやすい
- ●排泄……やわらかい

- ●動作……………中程度
- ●性格(長所)……知性的、情熱的、チャレンジ精神、リーダーシップ
- ●性格(短所)……攻撃的、嫉妬深い
- ●信念……………狂信的
- ●記憶力…………鋭い
- ●睡眠……………短いが熟睡する
- ●話し方…………鋭く批判的
- ●経済状態………中程度、贅沢品を好む
- ●体質……………暑さに弱い
- ●適する職業……経営者、政治家、外科医 法律家、経理士

- ●かかりやすい病気……
  肝疾患、胃・十二指腸潰瘍
  アルコール依存症、皮膚病

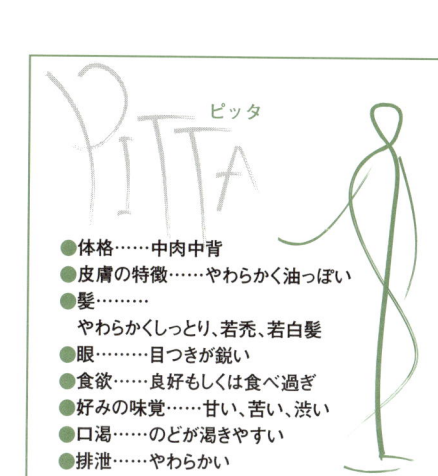

カパ KAPHA

- ●体格……ふくよか
- ●皮膚の特徴……
  色白でしっとりしている
- ●髪………太くてしっとり
- ●眼………睫毛が長くぱっちり
- ●食欲……
  食欲は安定、食べるのはゆっくり
- ●好みの味覚……辛い、苦い、渋い
- ●口渇……あまり水は飲まない
- ●排泄……良好

- ●動作……………重く、鈍い
- ●性格(長所)……落ち着いてゆったり、愛情深い、粘り強い
- ●性格(短所)……のん気
- ●信念……………強い
- ●記憶力…………鈍いが覚えたことは忘れない
- ●睡眠……………深くて長い
- ●話し方…………ゆっくりで単調
- ●経済状態………節約家で金持ち、食費にかける
- ●体質……………湿気に弱い
- ●適する職業……看護師、調理師、建築家 カウンセラー、肉体労働者

- ●かかりやすい病気……
  アレルギー性鼻炎、気管支炎
  喘息、関節炎、糖尿病

Column

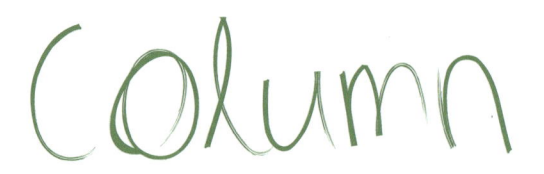

01

サーヤナ
sayana

　母国スリランカでアーユルヴェーダを学んだバッドラさんは、スリランカ時代、アーユルヴェーダの普及活動の一環として、「サーヤナ」とよばれる出張クリニック活動に参加していたそうです。週に1回、多い時は3回、アーユルヴェーダの医師たちとチームを組み、近くに病院のないような地域に出向き、無料でそこに住む人たちの診断や治療、健康相談を行います。
　病院に行くことのできない人、診てくれる医師のいない人、何の病気かわからない人、自分の病気に気づいていない人等々、医師の診断のもとに薬を処方したり、どの病院へ行ったらよいかをアドバイスしたりします。その場所まで来ることのできない人には家庭訪問もします。出張クリニックは大盛況で、診察や看護、調剤にあたるスタッフは大忙し。食事の時間もとれないほどで、そんな時彼女はアリスタヤ（薬用酒）を精力剤として利用していたそうです。

アーユルヴェーダの普及活動は、各自担当エリアが決められ、地域の子供達へアーユルヴェーダを知ってもらうために、中学校に行って教えることもあります。アーユルヴェーダとは何か、ハーブの使い方をレクチャーしたり、学校の中にアーユルヴェーダの薬草園を作ったりもしました。
「西洋医学は、病気を治すのではなく止めるだけ」。そうきっぱりと言い切るバッドラさんは、アーユルヴェーダとブッダを何よりも崇拝しています。アーユルヴェーダの祖国スリランカでも今は現代医療が中心で、アーユルヴェーダを全く知らない子供たちもいるそうです。今後もこのような草の根運動的な活動が若い力を養い、アーユルヴェーダの根を絶やすことなく、さらなる発展に向かうことを願っています。

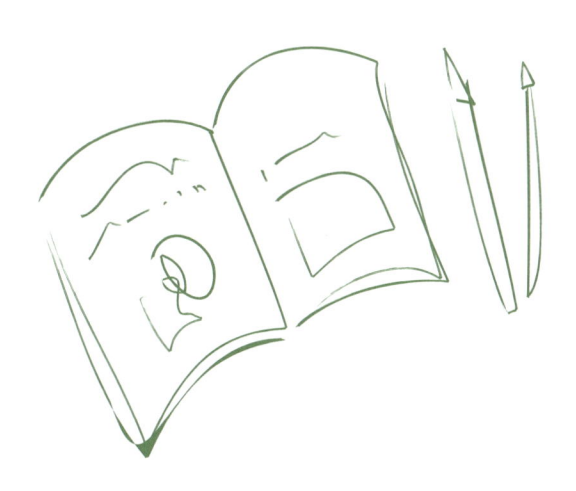

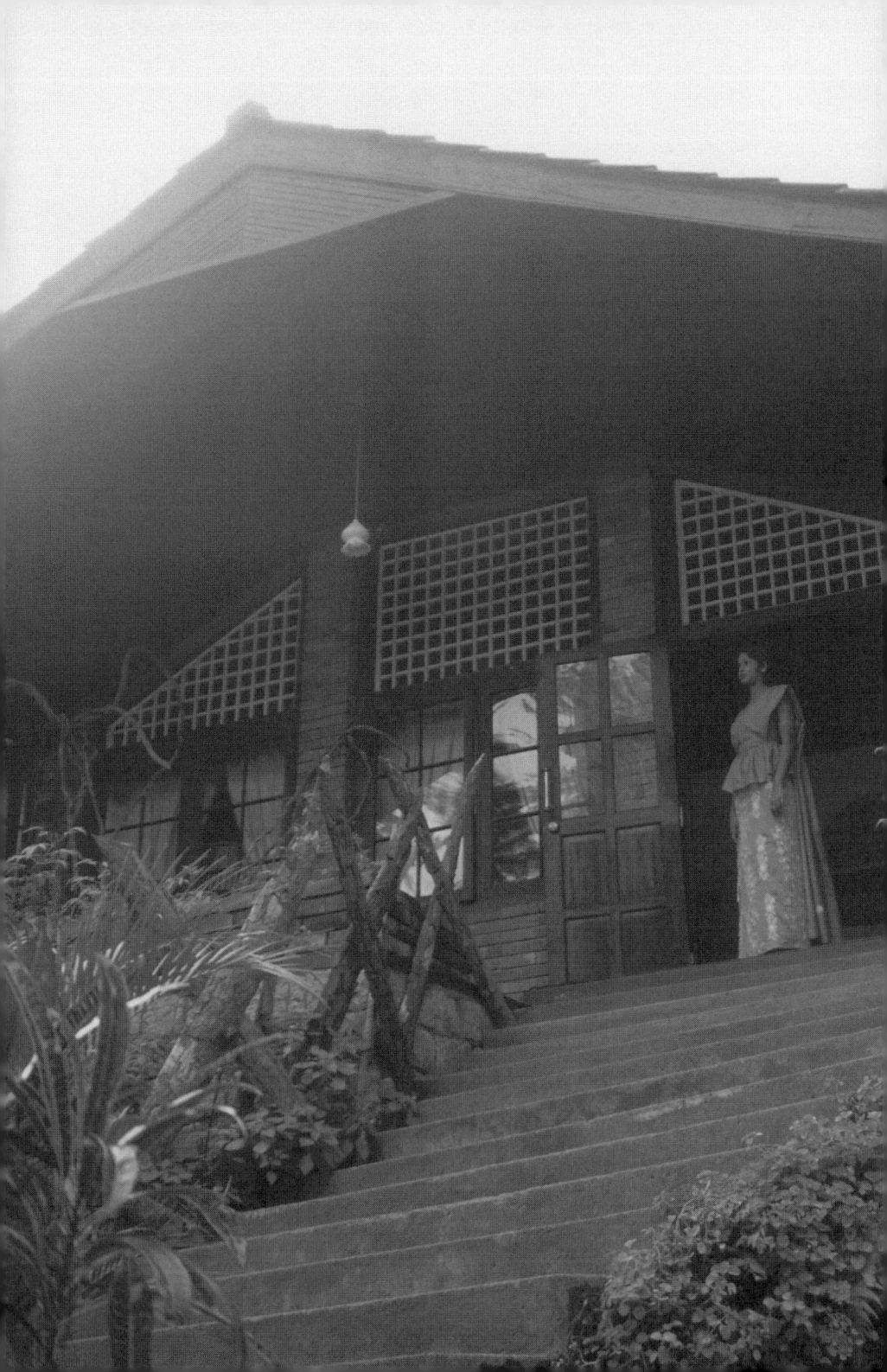

Chapter2
体質別の新生活術

食事、睡眠、入浴などの新しい提案から、
季節や1日の過ごし方までの新しいライフスタイルを、
ヴァータ、ピッタ、カパの3つのタイプごとに紹介します。

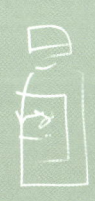

季節や1日の過ごし方

　アーユルヴェーダを始めるには、特別なことをする必要はありません。アーユルヴェーダは、日々、私たちがどのように暮らしたらよいかを教えてくれます。

　1日の時間の流れもドーシャに影響を与えます。アーユルヴェーダの説く「よく生きる」とは「自分の中の自然を重視する」、「自然と調和して生きる」ことで、自然のリズムにそって暮らすことです。アーユルヴェーダには、「ディナ・チャルヤー」という「1日の過ごし方の教え」があります。

1日の過ごし方　DINA-CHARYA

●朝──午前6時〜10時　KAPHAの時間

　アーユルヴェーダでは朝は最もからだが敏感な状態で、自然のメッセージを受け止めることの出来る大事な時間です。

　からだは前日からの老廃物を外に排出するようにはたらき、1日の活動に備えてバランスを調整します。

●昼──午前10時〜14時　PITTAの時間

　ピッタが一番高まる時間にあわせ、11時から13時まで、早めに昼

食をとることをすすめます。遅くとも14時までにはとるように心がけましょう。

朝

①目覚め（午前6時〜8時）
出来れば午前5時、ヴァータの時間に起きれば、よりすっきりと目覚めることが出来ます。目覚まし時計などを使わず、ごく自然にからだのリズムで目覚めるように習慣づけましょう。

②聖なる静寂
目覚めたらすぐに起き上がらず、ベッドの中で安静にした状態で、これから始まる1日について考えてみましょう。今日何をすべきか、今日1日が幸福にすごせるよう、前日の心配事などは残さないようにします。

③口腔の浄化
次に口の清浄をします。歯を磨く、口をすすぐなどです。

④排泄
朝、コップ一杯の水（冷たくないもの）を飲む習慣をつけると、排泄のリズムができます。

⑤軽いオイルマッサージ
さあ、からだを始動させましょう。からだに動くための準備をさせるために、オイルを使ったマッサージを5〜10分軽く行います。顔、頭、ボディ、特に頭と足先がポイントです。オイルを塗るだけでも効果があり、ヴァータを鎮め、神経系と内分泌系のバランスをとります。1日をリラックスしてスタートするにもよい方法で、アーユルヴェーダではそれをとても大事なことと考えています。皮膚をオイルのうっすらとした膜で覆うことはからだを温め、皮膚を若返らせ、筋肉を整え、長寿を促すとチャラカ・サンヒターにもあります。

⑥ヨーガまたは散歩（10〜20分）
アーユルヴェーダがすすめる運動はヨーガと散歩、呼吸法です。オイルをからだに浸透させる時間にあてましょう。

⑦シャワー
オイルが十分にからだに浸透したところで、余分なオイルを洗い流すようにシャワーを浴びます。

⑧着替え

昼

①昼食（午前11時から13時）
ピッタは消化の火アグニを支配し、最も消化力の高まる時間です。アーユルヴェーダでは昼食を1日の中で最も充実したものにするよう教えています。

②昼食後の静寂
消化を促すため、食後は5分ほど静かに座っているのがよいでしょう。

③軽い散歩
さらに、食後に外出して軽く散歩をすることをすすめます。より消化を助け、また午後の活動のためのリズム作りにも適しています。

夜

①ヨーガ・呼吸法・瞑想
1日の疲れをとるために、軽いヨーガと5分間の呼吸法、そして瞑想を行います。

②入浴

③夕食
からだは静寂にむかうため、早い時間に軽めにとる。

④夕食後の静寂
消化を助けるため、昼食後と同様に。

⑤散歩
消化を促すためと、夜の自分のための時間を充実して過ごすにも効果があるといいます。

⑥リラクゼーション
親しい友人や家族との団欒、体質にあったリラックス方法で過ごします。ヴァータ体質の人はからだを冷やさないようにして、明るい部屋で面白い本を読んだり、自分を楽しませてくれる人と静かに過ごしましょう。ピッタ体質の人は、月あかりの中、夜の散歩、特に川辺や海など水のそばを歩くのがよいでしょう。カパ体質の人は、からだを温かくして、部屋に香りを漂わせながらくつろいでみましょう。

⑦就寝
22時までに床に入るのが理想的です。からだの組織は夜のピッタの時間（22時から翌日2時）に作り変えられます。

体質別による1日の過ごし方

	ヴァータ	ピッタ	カパ
睡眠時間	8時間	7時間	6時間
起床	5：30 ～ 6：00		
口腔の清浄	必須	必須	必須
排泄	お茶や水を飲んで排泄を促す		
マッサージ	ゴマ油を使って	オイルを選び適時	オイルは使わずに
入浴	温かいお湯で毎日	冷たい水でも可	熱めのシャワー・朝の洗髪
散歩・運動	適時	適時	朝日を浴びながら積極的に
瞑想	必須	必須	必須
香り	リラックスの香り	気分を明るくする香り	リフレッシュの香り
朝食	必要	必要	抜いても可
仕事・勉強			
昼食	主食	主食	主食
軽い運動	必要	必要だが暑い時期は禁止	必要
昼寝	好ましくない	好ましくない	厳禁
仕事・勉強			
瞑想	必要	必要	必要
香り	ラベンダー・ゼラニウム	ジャスミン・サンダルウッド	ユーカリ・ローズマリー
夕食	軽く	軽く	軽く
散歩・運動	適時	満月を観賞しながら適時	適時
就寝	22時までに		

●夕方──14時〜18時　VATAの時間
　感覚が最も鋭くなる時間です。

●夜──18時〜22時　KAPHAの時間
　夕方から、からだはだんだん重くなります。カパが高まってくるからです。この時間に眠りにつくことが翌日の快適さにつながります。夜の深い眠りが、日中のリズムを整えるために重要な役割を果たします。現代の生活でこの時間内に眠りにつくことは難しいと思われますが、午前0時までには就寝を心がけたいものです。

季節の過ごし方　RITU-CHARYA

　ドーシャは季節の影響も受けます。「似たものが似たものを増やす」という法則に従い、冷たく乾いた風が吹くとヴァータが高まり、夏の暑さと湿気はピッタを増やします。冷たく湿った雪、雪解けのじめじめした気候はカパを高めます。アーユルヴェーダには季節の過ごし方への教えもあります。
　共通して言えることは、その季節の旬のものを中心とした食生活をおくること、自然の流れ、季節に目を向け、それに即した生活をすることです。

●春（3月中旬〜6月中旬）──カパの季節
　カパの季節の初めは、春とはいえ、まだまだ冬の寒さが残ります。

からだを冷やさないようにして、冬の間かたくなったからだをほぐすように、からだを動かすことを心がけましょう。

　なるべく温かいものをとるようにし、食事は軽く、乾いたもの、油の少ないものを中心に、チーズやヨーグルトなどの乳製品は避けます。特にカパ体質の人はバランスを崩しやすく、からだがだるく、花粉症、アレルギー性鼻炎などにかかりやすくなります。

● **夏〜初秋（6月中旬〜10月中旬）──ピッタの季節**

　水泳や山歩き、森林浴などを適度に行い、水や植物を利用して周囲に清涼感をとりいれましょう。

　暑い時はアグニ（消化の火）が弱まり、食欲が低下します。食べ過ぎないように注意し、甘いもの、苦いもの、渋いものをとり、酸っぱいもの、塩辛いもの、辛いものを少なくします。

　ピッタの人は夏バテしやすいので注意が必要です。

● **中秋〜冬（10月中旬〜3月初旬）──ヴァータの季節**

　からだを温かくし、睡眠を十分にとって休息をとるようにします。温かいもの、重いもの、油性のものを多くとるようにし、乾燥したもの、生のもの、サラダ、フレッシュフルーツなどは避けます。

　ヴァータ体質の人は疲労感やイライラが強くなり、手足が冷えたり、関節痛や腰痛などに悩まされます。

アーユルヴェーダの考える食事

　アーユルヴェーダでは、食事はドーシャのバランスをとるため、健康のために薬と同じくらい重視されます。何を食べるかというだけでなく、どのように食べるかが重要です。栄養のあるもの、その人に必要なものを食べることも大事ですが、おいしく食べること、味覚以外の五感も満たされることを配慮し、至福（サットヴァ）に満ちたものであることを目指します。食物を味、匂い、温度など直感的に自分で感じる性質に重点をおいて分類し、自分の体質にあったものをとるようにすすめられています。

　からだのバランスがとれていれば、自分に必要な物は本能的にからだが求めると考え、そのためにも自分の本能からの声が聞こえるように、感覚を研ぎ澄ませておくことが大切だといいます。これも現代の生活の中では難しいことも多々ありますが、そんな時、アーユルヴェーダの示す指針は大変役に立つでしょう。

食事のとり方の教え
　アーユルヴェーダでは、食事は瞑想だと考えます。清潔で落ち着いた雰囲気の場所で、食べることだけに集中し、怒ったり、沈んだ

り、気持ちが動揺しているときはふさわしくありません。そして、常に座って食べること、食べながらしゃべりすぎない、と説きます。

食事方法の教え

- 感謝の念をもって食べる
- 空腹感を感じた時だけ食べる
- 前の食事が消化してから食べる
- 胃の１／３または１／４は空けておく
  （両手ですくえるぐらいの量にとどめる）
- 消化力に応じた規則正しい食事をとる
- 疲れきっているとき、入浴直後は避ける
- 適度な速さで食べる（ゆっくり32回噛む）
- 食事中白湯を飲む
- 氷のような冷たい食べ物や飲み物はとらない
- 調理したてのものを食べる
- 生の食物は避け、出来るだけ火を通したものを食べるようにする
- 蜂蜜は火を通さない
- ミルクは食事とは別にとる
- 毎回の食事に６つの味（ラサ）をとる
- その土地で取れた旬のものをとる
- 食後２、３分は静かに座っている

６つのグナと６つのラサ

アーユルヴェーダでは、食物を６つのグナ（性質）と６つのラサ（味）で分類します。それぞれの体質に適した食物とは、各ドーシャの性質のバランスをとるもの、持っている性質と反対のものになります。例えば、ヴァータの人は乾いて、冷たい性質を持つので、温かく、水分のあるものをとるようにする、というようにです。

グナ（性質）

グナは属性とも呼ばれ、宇宙、人間、植物、あらゆるものに存在します。そして、植物のグナが私たちに様々な働きかけをします。

グナの特徴

重性 **軽性**
重性は体格と体重を増大します。軽性は体重を減少させますが消化力を高めます。

乾性 **湿性**
乾性はヴァータを憎悪し、カパを鎮めます。湿性はカパを憎悪しヴァータを減少します。

温性 **冷性**
温性はピッタを増やし、カパとヴァータを鎮めます。めまい、疲労、発汗を促し、消化力を高めます。冷性はピッタを鎮めヴァータとカパを増大します。気分を爽やかにし、元気づけ、血液を浄化します。

ラサ（味）

　アーユルヴェーダではバランスのよい食事を考える時、その食物がどんな栄養素を持っているかではなく、その味、食べた時どう感じるかの感触、情報で分類します。それが「ラサ」です。

　ラサには様々な意味があります。ひとつは「エッセンス」、その食物の性質を理解する第一の要因になります。次に「感謝」「調べ」、食物のもつ感情を伝えます。「循環」「生き生きと感じる」という意味もあり、食物の力を表します。さらに脳のプラーナ（生命力）とつながり、神経系に影響を与えるともいいます。ラサは神経を刺激し、アグニを高め、心とスピリッツ（魂）を覚醒させ、活動力を与えてくれます。

6つのラサの特徴

	5元素	温／冷	乾／湿	重性		ヴァータ	ピッタ	カパ
甘味	地・水	冷性	湿	重性＋＋	砂糖・炭水化物	↓	↓	↑
酸味	地・火	温性＋	湿	軽性	発酵・酸性の味	↓	↑	↑
塩味	水・火	温性	湿	重性＋	塩・アルカリの味	↓	↑	↑
辛味	火・風	温性＋＋	乾	軽性＋	ピリッとした刺激性の味	↑	↑	↓
苦味	風・空	冷性＋＋	乾	軽性＋＋	ハーブの味	↑	↓	↓
渋味	地・風	冷性＋	乾	重性	タンニンを含むハーブの味	↑	↓	↓

↑は憎悪、↓は鎮静バランスをとる

アーユルヴェーダでは、ラサ（味）を『甘味・酸味・塩味・辛味・苦味・渋味』の6つに分類し、アーユルヴェーダの考えるよい食事とは、1度の食事に6つのラサがすべて含まれた食事のことです。ラサにはそれぞれ特徴があり、ドーシャにも働きかけます。「似たものが似たものを高める」というアーユルヴェーダの法則にそって、体質にあった食物が決められてきます。

ヴァータのバランスをとる食事　　温 重 湿 塩 甘 酸

消化力の不安定なヴァータ体質には、消化しやすくやわらかな、よく調理したものがよい。ホットミルク（少量の蜂蜜を加えるとよい）、クリーム、バター、温かいスープ、煮込んだシチュー。朝食は温かいお粥やシリアルをしっかりとる。おやつにクッキーなどの甘いものをとる。飲み物は冷たいものや、コーヒー、紅茶は避け、ハーブティーなどのノンカフェインの、鎮静効果のあるものや、ラッシーもよい。シナモン、カルダモン、フェンネルなど甘味のあるスパイスがヴァータのアグニを増進する。おやつはナッツ類、特にアーモンド（重・油性）、ゴマペーストをとるとよい。果物は甘いもの、マンゴー、ブドウなど。サラダは温野菜、または室温にし、ドレッシング（油性）とあわせる。

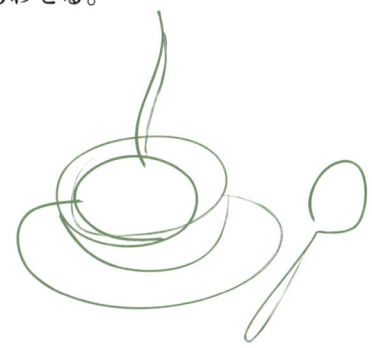

ピッタのバランスをとる食事　　冷 重 乾 苦 甘 渋

強く効率的な消化力を持つ。塩、油、スパイスは少なめにし、冷たい食物をとるようにする。アイスクリームもおすすめ。酸っぱいもの、ヨーグルト、チーズなどは避ける。飲み物はアルコール、コーヒー（酸）は避け、ミント、甘草の根などのハーブティー。朝食はりんごジュースとシナモントースト、冷たいシリアルがよい。肉料理はやめ、菜食中心に変える。揚げ物も避ける。

カパのバランスをとる食事　　温 軽 乾 辛 苦 渋 刺激物

カパは食物の影響を受けにくい。常に冷たいものより温かいものを選ぶ。湿り気のある調理法（ゆでる、煮る、蒸す）より、焼く、炒める、グリルが適する。朝目覚めたとき、食前にジンジャーティーで刺激するとよい。スパイス、特に辛いものの刺激がよい。特に冬、熱く辛いものをとるとよい。生の果物、野菜サラダもよい。しかしドレッシングは最小限にし、バター、チーズは避ける。

各体質の食事法

	時間	ヴァータ	ピッタ	カパ
朝食	8時前	軽めに	軽めに	抜いてもよい
昼食	12時	多く	早めに多くとる	多く
夕食	18時前	軽めに	軽めに。デザートもよい	軽めに。食後はお茶以外をとらない

時間

　アーユルヴェーダでは、昼食を最も大切にします。昼はピッタの高まる時間で、アグニ（消化力）が最も高まるからです。

アグニ（消化の火）

　どういう食物をとるかよりも、それがどう消化するか、アーユルヴェーダでは消化の力をとても重視します。健康の条件として、ドーシャのバランスと同様に、食べた物を充分に消化し、栄養素を細胞に運び、細胞で代謝が行われ、老廃物をきちんと排出することをあげています。この一連の力を「アグニ＝消化の火」と呼びます。どんな栄養のあるものを食べても、アグニの力が弱ければ毒素（アーマ）が蓄積し、薬が毒になることもあるのです。アグニは代謝と血液循環を司るピッタに支配されます。

　消化の力も体質によって特徴があります。
ヴァータ体質──消化力は変化しやすく繊細
ピッタ体質──消化力は強い
カパ体質──ゆっくりして重い

　ヴァータの人は食べるのは早いですが、過食に走ることは少なく、いくら食べてもあまり太りません。ピッタは食欲旺盛、カパは食べることが大好きな上、太りやすい体質です。

アグニのバランス

　ドーシャ同様、アグニも1日の中で変化します。ピッタが高まる正午の頃が最も高い時です。アグニのバランスが乱れると、以下のような症状が現われます。
- 胸焼け　●胃酸過多　●食欲不振　●便秘または下痢
- 肥満またはやせすぎ　●消化器系の疾患

　アグニを刺激しなければ真の消化は行われません。ハーブやスパイスにはアグニを刺激する効果があり、アーユルヴェーダでは日常的に使われています。病気になると味覚や食欲が失われます。味覚がなくなるということはアグニの低下を意味し、アーマ（毒素）の蓄積の現れです。味覚が高まれば、アグニも高まり、アーマの排出も促され、健康が取り戻せます。

　この時間われるのは、正しい味覚です。添加物など人工的なもので侵された食生活では味覚も乱れがちです。

アグニのバランスをとる方法

　ハーブ・スパイス
- ジンジャー（生または粉末）●ブラックペッパー　●カルダモン
- シナモン　●クローブ

これらをティーまたはスパイスとして料理に取り入れます。

アーユルヴェーダの占星術

　人間は宇宙の小型なレプリカであり、宇宙と密接な関係をもつ存在と考えるアーユルヴェーダでは、占星術がとても重視され、医師の治療でも採用されています。1日の時間の流れ、季節の流れがドーシャに影響を与えるなら、時間のリズムを生み出している天体の動きもドーシャと無関係ではありません。この世界に生まれた時、入学、就職、結婚などの大切な節目において、惑星がどの位置にあるかによって様々な影響を天体から受けると考えられています。

太陽・火星→ピッタの憎悪
金星・月・火星→カパの憎悪
土星・日食・冥王星→ヴァータの憎悪
水星→ヴァータ・ピッタ・カパの憎悪

　月の満ち欠けや惑星の位置は人体の諸器官の機能にも影響し、同様に生物にも無生物にも影響を及ぼします。占星術を研究することで、医師はバランスの乱れを調整し、治療のために必要な薬を選んだり、病気を事前に予防することができます。どうすれば病気に対する抵抗力がつけられるか、指針を示すことができます。

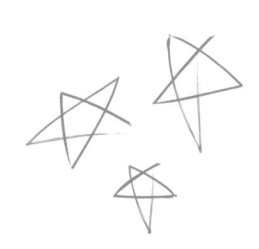

アーユルヴェーダの入浴

　からだの汚れを水やお湯で洗い流すことは、アーユルヴェーダが重視する大切な浄化法の１つです。古典チャラカ・サンヒターでも沐浴はからだを浄化し、活力や長寿を促進するとされます。
　「沐浴」の「沐」は、頭から水を浴びるの意、「浴」は水の中にからだを入れるという意味があり、ふたつあわせて入浴と同様の意味になります。特に朝の沐浴がすすめられ、夜の間にたまったアーマ（毒素）を洗い流し、朝のカパの憎悪を排出する効果があります。

ヴァータ体質の人
● からだが冷えやすいヴァータの人は温かいお風呂につかっているのが好きで、長風呂の傾向があります。温まることで心からリラックスできます。
● 入浴後はからだを冷まさないように注意し、早めに床につくようにするとよく眠れるでしょう。

ピッタ体質の人
● 熱いお風呂やサウナは避けるようにします。

- 夏の冷たいシャワーが気分を鎮めます。

カパ体質の人
- あたたかいお風呂でゆっくり、香りなど楽しみながら過ごすことを好みます。
- 特に朝の入浴をすすめます。洗髪も朝がよいでしょう。

洗髪

　洗髪は朝がお勧めです。夜の場合は、よく乾かさないと頭を冷やし、カパが増え、鼻炎や風邪をおこしやすくなります。

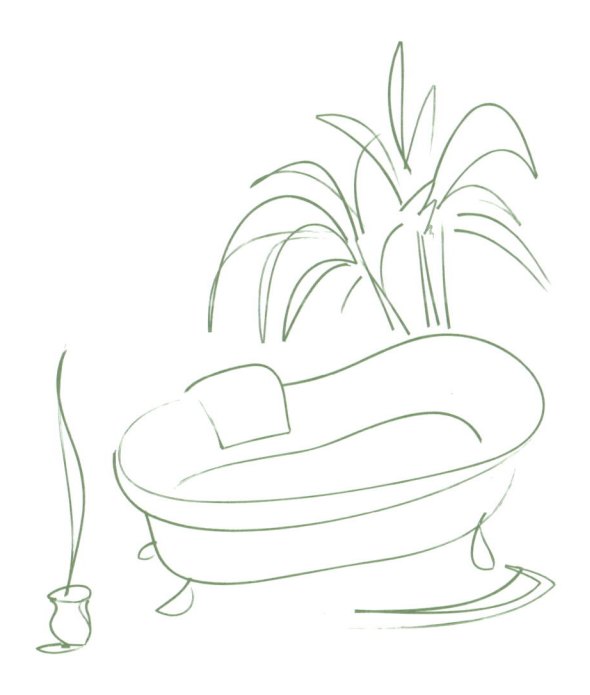

アーユルヴェーダの運動

　チャラカ・サンヒターでは、「運動することの効果は、軽快さ、仕事をする能力、堅固さ、忍耐力、毒素の排出、消化促進が得られること」と教えています。
　アーユルヴェーダでは運動の価値を高く評価し、運動はエネルギーを失うためでなく、養うためのものと考えます。体質にあった運動があり、適度な量、能力の半分ぐらいの運動をすることをすすめます。うっすらと汗をかき、楽しいと感じる程度の運動です。その程度ならバランスを崩すことなく余裕を持って行えますし、運動によって乱れた心拍数や脈拍、呼吸などを元に戻すのも簡単です。特にヴァータ体質の人は疲れを感じやすいので要注意です。

体質にあった運動
　ヴァータ体質の人は、からだが軽く柔軟で、からだを動かすことが大好きです。しかし、夢中になりやすいわりには、すぐ疲れやすい傾向にあります。軽めの運動を1日30分程度行えば十分です。適度な軽い散歩などをすることで、ストレスやイライラが鎮まり気分も落ち着きます。また寒さには弱いので、冬は屋内で行えるものが

よいでしょう。

　ピッタ体質の人は、挑戦することが好きなので、登山など達成感が得られる運動がむいています。負けず嫌いなので、競争心をかきたてるようなスポーツはピッタを憎悪するためお勧めできません。スキーや水泳など、寒いところや冷たい場所で行うものが向いています。また、景色を眺めながら自然の中を散歩するなど、視覚を刺激するのもよいでしょう。

　カパ体質の人は体力があり、持久力の必要な運動に向いています。からだの中に脂肪や水分がたまりやすいので、運動でそれを押し流す必要があります。定期的にジムに通うなど、できるだけからだを動かす習慣をつけるよう心がけましょう。

注意すること
- 食事の直前・直後は運動をしない。　●日没後は運動をしない。
- 風の強い所、寒い場所では運動をしない。
- 強い日照のもとでは運動をしない。

体質にあった運動

ヴァータ	運動量は少なめ	ダンス、散歩、軽いエアロビクス、軽いサイクリングなど
ピッタ	運動量は中程度	スキー・登山、水泳、ジョギング、早足の散歩など
カパ	運動量は多めに	ランニング、ウエイトトレーニング、エアロビクス、ダンスなど

ヨガと呼吸法

どの体質にも勧めるのがヨガと呼吸法(プラーナヤーマ)です。

呼吸法

①右手の拇指と第三指で鼻の頭を挟む。
②交互に左右の鼻孔を閉じながら、ゆっくり鼻呼吸を行なう。
＊最初は左の鼻孔から息を吐く。
●交互呼吸をゆっくり行うと、ヴァータを鎮めることができます。
●寝起きやカパが憎悪している時は、早い呼吸を10〜15秒行うとすっきりします。

日光浴＆月光浴

アーユルヴェーダでは太陽の光を浴びること、月明かりのもとを散歩するなど、太陽や月の光を浴びることが推奨されています。

日光浴

ヴァータ体質の人──１日30分
ピッタ体質の人──気温の上がらない午前中に数十分
カパ体質の人───１日１時間

月光浴

月光浴はからだの組織を鎮め、からだを冷まします。満月の光が一番効果的といわれ、ピッタ体質の人に向いています。

アーユルヴェーダの五感

　私たち人間を含めた宇宙の万物は、5元素（空・風・火・水・地）で形成され、人間は宇宙の縮小であるとアーユルヴェーダではとらえます。5元素は原子よりも小さいもので、私たちは深く基本的なレベルで宇宙とつながると考えられ、なぜその影響を受けるのかが説かれています。私たちをとりまくエネルギーは、情報の受信機である感覚器を通して私たちのからだに働きかけます。それぞれの感覚は色々な性質を持ち、特定のドーシャと関連します。
　空と風の組み合わせである「ヴァータ」は共鳴を生成する「聴覚」や存在の感覚「触覚」に関連を持ちます。火と水の組み合わせの「ピッタ」は、炎の光にさらされる「視覚」に、土と水の組み合わせの「カパ」は、「嗅覚」「味覚」に類似性を持ちます。従って、ヴァータの人は聴覚、触覚、ピッタは視覚、カパは嗅覚、味覚に影響を受け、それぞれの感覚が最も鋭くなります。
　ひとりの人間は3つのドーシャを持ち合わせているので、誰にでもすべての感覚が備わっていますが、体質、ドーシャのバランスによってそれぞれの感覚の強さは変わってきます。生まれつき持っている感受性にそって、色、香り、音、石など、様々なものからも影

響を受けます。

たとえばヴァータが乱れる（憎悪する）と、聴覚と触覚に影響があります。疲労がたまってヴァータが増えてくると、ちょっとした物音でもうるさく感じるようになります。また騒音に悩まされると不眠症、頭痛、生理不順、便秘などヴァータの異常による症状がでることが多くあります。

体質別にある五感の強さ

ヴァータ	聴覚・触覚
ピッタ	視覚
カパ	嗅覚・味覚

香り（アロマテラピー）

それぞれのドーシャのバランスをとる香りがあります。ヴァータに適した香りは、甘・酸・温の性質を持ち、鎮静効果のあるものです。濃度に注意し、刺激の強すぎることのないよう気をつけます。

ピッタに向く香りは、甘・渋・苦の性質のもので、からだを冷却

体質別のバランスをとるエッセンシャルオイル

ヴァータ	オレンジ、ゼラニウム、クラリセージ、サイプレス、ジャスミン、ローズ、サンダルウッド
ピッタ	カモマイル、ジャスミン、レモングラス、メリッサ、ペパーミント、ローズ、ローズウッド、サンダルウッド
カパ	シダー、ユーカリ、没薬、パチュリー、パイン

してバランスをとる効果を持つものです。

　カパに向く香りは、辛・渋・苦の性質を持ち、温める作用と刺激する作用を持つものです。

香りの楽しみ方

芳香浴
- オイルウォーマーなどの専用器具を使い、香りを室内にくゆらせます。
- エッセンシャルオイル10滴を無水エタノール10mlと混ぜ、さらに精製水40mlを加えてよく混ぜルームフレグランスとして楽しみます。

沐浴
- 浴槽のお湯にエッセンシャルオイルを2～4滴落とし、よく混ぜて入浴します。エッセンシャルオイルをひとにぎりの天然塩や大さじ1杯の蜂蜜に混ぜるとより効果的です。

マッサージ
- 体質にあった植物油30mlにエッセンシャルオイル6滴を加え、よく混ぜてブレンドオイルを作り、マッサージに使用します。

湿布

● 洗面器にお湯をはり、エッセンシャルオイルを 1 ～ 2 滴落とし、表面に浮かぶエッセンシャルオイルをすくうようにしてタオルにしみこませ、絞り、患部にあてます。

練香

● ミツロウ 3 g、植物油16mlを湯煎でとかし、溶けたらクリーム容器に移し、エッセンシャルオイルを 3 ～ 4 滴加え、よく混ぜます。そのまま静かに冷まします。

色（カラーセラピー）

部屋の色、服の色を体質や季節にあわせて調節すると、心身への

体質別カラーセラピー

	ヴァータ	ピッタ	カパ	
赤	↓	↑	↓	エネルギーを活性化し、赤血球を増やす。肌のつやをよくする。神経、骨髄を強化する
オレンジ	↓	△↑	↓	からだを温める。喜び、明るさ、開放感
黄	↓	△↑	↓	知性や理解力を高める。消化を助ける。寿命をのばす
緑	↓	↓	↓	感情を和らげる。心を鎮める。リフレッシュする
青	△↑	↓	△↑	心身を落ちつかせ、冷却する。疲労回復
紫	↑	↓	↓	宇宙意識を目覚めさせる。からだを軽く、鋭敏にする

↑は増加、↓は鎮静、△↑は過度だと上昇

効果が期待できます。しかし、バランスがよいからとひとつの色に執着してしまうと、かえって崩す場合もあります。

　自然の中には多くの色がほどよくコーディネートされ、最もよい刺激を受けます。特に花の咲く季節の公園やハーブガーデンなどは、大変バランスのとれた環境です。

音

　歌をうたったり、楽器を演奏したり、音楽を聞いたりすることが、からだの調子を整えることに役立つと、アーユルヴェーダは説いています。

　私たちは、普段さまざまな音に囲まれて暮らしています。鳥のさえずり、風の音、波の音、小川のせせらぎなどから、現代は車、ラジオ、テレビ、機械の騒音などまで、多くの刺激に聴覚はさらされています。特にヴァータの人は聴覚が敏感なので注意が必要です。

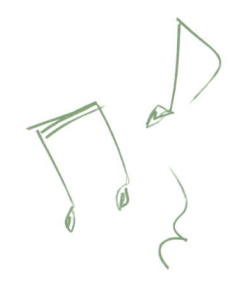

石

アーユルヴェーダでは、石や金属は星（惑星）の影響のバランスをとり、生命力に働きかけるために使われます。

石と体質との関係

	ヴァータ	ピッタ	カパ	
金	—	↑	—	記憶力・知性
銀	↓	↓	↑	
銅	—	—	↓	
ダイヤモンド	↑	↑	↓	若返り・対人関係の改善
オパール	↓	—	↓	友情・同情心・創造性・理解力
ルビー	↓	↑	↓	集中力・精神力・独立心
サファイヤ	↓	—	—	体重の減・リラックス
ラピスラズリ	↓	—	↓	視力・精神の強化。からだの強壮
アメジスト	↓	↓	—	情緒のバランスをとる。気品・愛情心・希望感
真珠	—	↓	—	

↑は増加、↓は鎮静

アーユルヴェーダの睡眠

　健康、長寿のために最も大事なのは食事、そして次が睡眠であるとアーユルヴェーダでは考えます。
　眠りは単に疲れをとるだけのものではなく、心身の安定をはかり、翌日の活力を養います。
　起床に最もふさわしい時間は日の出前（午前4時半前後）です。アーユルヴェーダでは、この時間が最も自然のエネルギーが満ちた時間、「宇宙の叡智の時間」と呼んでいます。この時間に起きることは自然界のエネルギーを最も吸収しやすく、活気に満ちて1日をスタートできます。

ヴァータの時間（午前2時から6時）に起きる

　ヴァータの時間はヴァータ自身の働きが満ちた時間であり、血液の循環がよく五感もとぎすまされ、爽やかな目覚めが迎えられます。
　夜は出来るだけ早い時間（カパの時間）に床につくことを勧めています。ただし、カパ体質の人は睡眠時間をとりすぎるのはよくないので、多少夜更かししてもかまいません。他の多くのことと同様に、睡眠も体質にあったとり方があります。

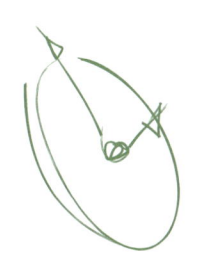

からだによい眠りは、暗い時間、夜の眠りです。昼間に睡眠をとるのはアーマ（毒素）の蓄積につながり、勧められません。ただし、成長期、病気にかかった人、過労、精神的なストレスをかかえている場合は例外です。

体質別の適した睡眠

ヴァータ体質の人
　よく動くヴァータの人は、午後早い時間、10〜20分程度の仮眠をとるとよいでしょう。元気を取り戻し、その後も活動的に働けます。ただし、20分を超えるとからだが重くなり、元のリズムに戻りにくくなります。眠りの質が変化しやすく、睡眠も浅くなりがちです。それを補う意味でも15分程度の仮眠は役立ちます。
　音に敏感で、騒音やストレスなどの影響を受けやすいので、安眠をとるには、どうしたら自分が深いリラックスを得られるか、その手段を考える必要があります。
　また、年齢と共に眠りが浅くなるのは、ヴァータが増えやすくなるからです。ひどく疲れている時、逆に眠れないことがあります。そんな時はお風呂に入るなどして、まずヴァータを鎮めることを考えましょう。

質のよい眠りをとるためには
●温かいオイルマッサージ　●ぬるめのお湯にゆっくりつかってからだを温める

ピッタ体質の人
　ピッタの人は眠りは浅いですが、寝つきはよく、寝起きすっきりと目覚められます。適した睡眠時間は6〜8時間ですが、短くても問題ありません。

質のよい眠りをとるためには
●冷たいシャワー　●月明かりのもとでの瞑想

カパ体質の人
　不眠に悩むことはほとんどありません。むしろ、すぐ眠くなり、眠ることを好みます。放っておけば何時間でも寝てしまうタイプです。睡眠はカパの属性によって作られたものですが、カパの人はとりすぎないよう注意が必要です（6時間程度）。からだが重くなり、動きも鈍り、体重が増えたり、からだがむくんだりします。

質のよい眠りをとるためには
●早寝早起き　●昼寝は禁物

季節

　カパの高まる冬の終わりから春の初めは、睡眠時間は少なめにし、できるだけ早起きするよう心がけましょう。

安らかな眠りのために

　スシュルタ・サンヒターでは安眠を促がすものとして次のようなことがあげられています。
●オイル、香りをとりいれたマッサージをする　●入浴・食事は就寝2時間前までに　●油っこいもの、カフェイン、アルコールは避ける　●甘いもの、脂肪分に富むもの、ヨーグルト、牛乳などをとる　●軽いストレッチ　●寝る前の数十分、好きな音楽や香り、瞑想などをとりいれ、心を安定させる時間を持つ　●ベッドをやわらかくする

安眠のためのスパイスホットミルク

●牛乳──カップ1
●ナツメグパウダー──適宜

温めた牛乳にナツメグを加える。
ナツメグのかわりにシナモンでもよい。
カパの人はジンジャー、ピッタの人は蜂蜜を加えるとよい。

Column

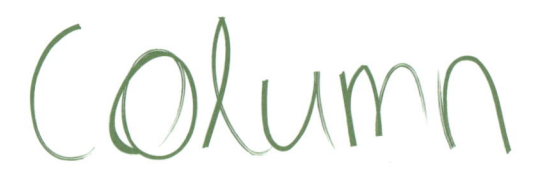

02

女性特有の不調に
for women

女性がかかえやすい不調にもアーユルヴェーダは大いに役立ちます。不調の原因はヴァータの乱れであることが多く、病気もヴァータが原因でおきるものがたくさんあります。イキイキと活動するエネルギーもヴァータですが、反面、敏感で乱れやすいドーシャです。

冷え性

冷え性はヴァータの異常。血液の循環、栄養分の循環など、からだの中の動きを支配するヴァータが、あるところでは増悪、あるところでは低下といったように乱れていると、血液が末端まで届かず、手足の冷えを感じることになります。

対策
- 足裏のオイルマッサージ。毎日オイルを塗るだけでも改善が期待できます
- からだを冷やす食べ物は避ける
- 白湯を飲む。緑茶、コーヒー、紅茶はからだを冷やすので避けましょう

肩こり

肩こりもヴァータの異常からおこります。循環が滞ると、つまってからだがかたくなり、コリという症状になってあらわれます。

対　策
- オイルを塗り、温め、肩を動かす。温めることでかたくなったものがやわらかくなります
- 冷たい食べ物は控える

便秘

便秘になる時は様々な要因が考えられ、病気が潜んでいる場合もあります。まず原因をつきとめることが大切です。

ヴァータの異常による便秘

ヴァータ体質の人におこりがち。腸の水分が足りず上手く排便が行われない。

対　策
- 水分や脂質をとるようにする。規則正しい生活をする

アーマ（毒素）の蓄積による便秘

アグニ（消化の火）がおとろえ、未消化物が残る。甘いもの、脂っこいものをとりすぎる場合に多い（消化に負担をかけるため）。

対　策
- 運動を心がける。辛いもの（ジンジャー・マスタードなど）をとる。白湯を飲む

生理不順・生理痛
- ヴァータの異常が原因
- 適度に脂質を含んだ消化のよい温かいものをとる
- 夜は早く寝て十分な睡眠をとる
- 十分な休養をとる

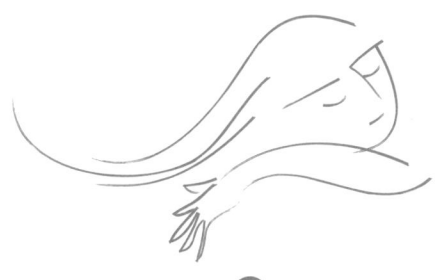

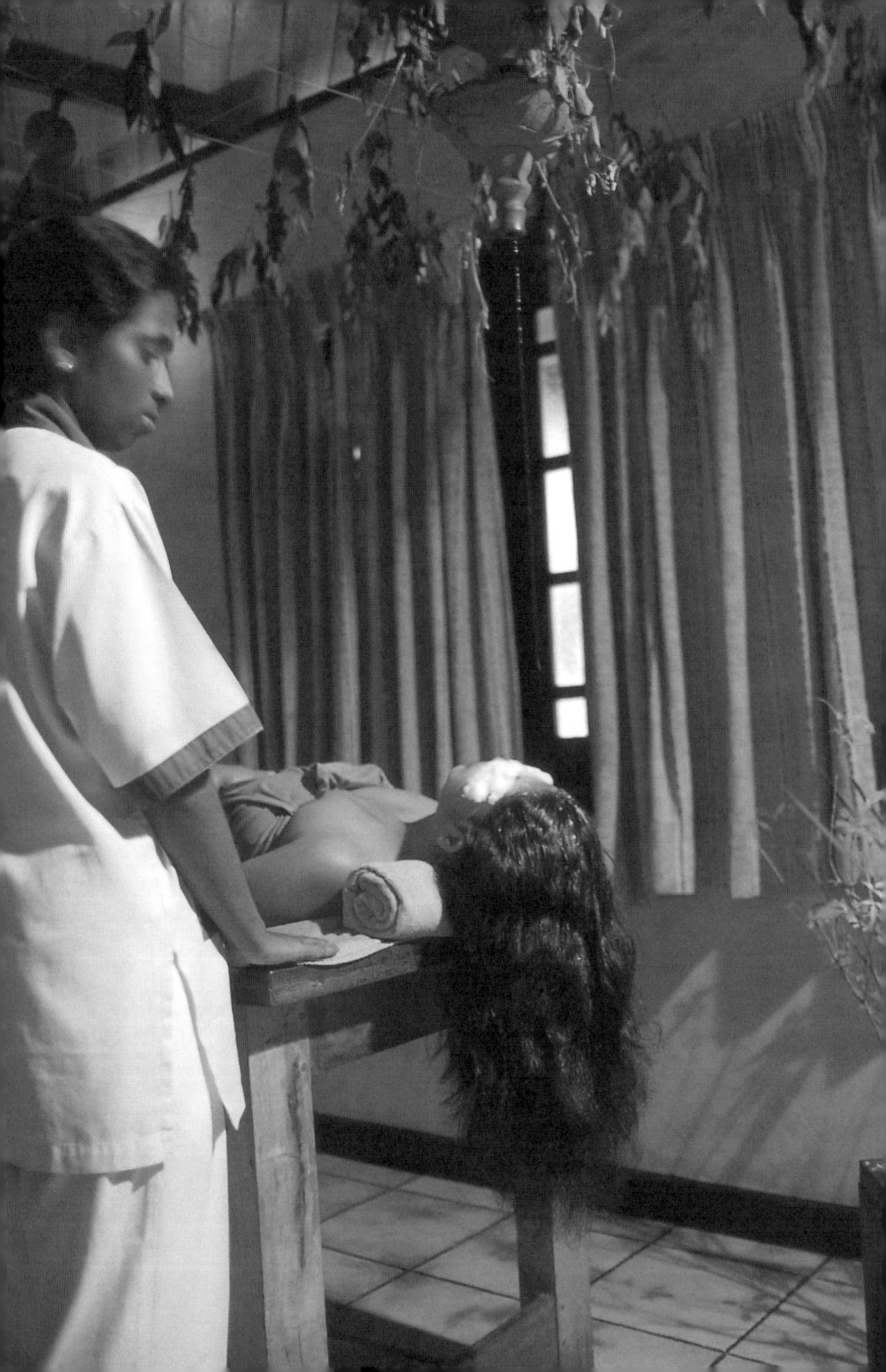

Chapter3
トリートメントの基礎知識

アーユルヴェーダでは、オイル・トリートメントによって、健康維持、浄化、リラクゼーションを行うことができます。ここでは、そのオイルやトリートメントについて紹介します。

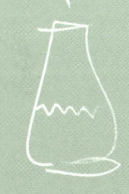

トリートメント概論

パンチャカルマ

　アーユルヴェーダには、健康な人生をおくるための日常のケアに4つのテーマがあります。
①食事療法　②薬草療法　③生活習慣　④瞑想
　そして、偏った食生活、生活の乱れ、ストレスなどによりバランスがくずれて病気が発症した時には、アーユルヴェーダでは「治療」と「予防」が大事であると考えます。
　アーユルヴェーダは、家庭で行うホーム・レメディーから、医師の手で行われる治療までを扱う体系化された医療です。その領域は内科・外科から精神科、強壮法まで含みます。
　「からだの中にたまった菌や毒素は、治療や薬草で鎮めてもいつかまた憎悪することがあるが、浄化によって制圧した病気は再発しない」と、チャラカ・サンヒターの教えにあります。アーユルヴェーダの治療法として、最も重要とされるのが「浄化法」です。
　浄化法には「パンチャカルマ」とよばれる、からだの5つの出口から毒素を外に排出する5つの方法があります。
　5つの出口とは鼻、口、小腸、大腸、皮膚で、それぞれから排出

する特別の浄化法があります。

パンチャカルマ「５つの浄化法」
- 鼻―「ナスヤカルマ(経鼻法)」　主にカパの憎悪による病気の治療
- 口―「ヴァマナカルマ(催吐法)」　主にカパの憎悪による病気の治療（喘息など）
- 小腸→肛門―「ヴィレーチャナ(瀉下法)」　主にピッタの憎悪によるお腹の病気の治療
- 大腸→肛門―「バスティ(浣腸法)」　主にヴァータの憎悪による病気の治療
- 皮膚―「ラクタモークシャ(瀉血法)」　主に血液（ヴァータ）に関する治療

　これらを行うには特別の技術が必要で、必ず医師の診断の元、専門家の手で行われます。すべての患者に必要な手段ではなく、治療が長く続き、なかなか治らない場合などのみ、目的にあった処置がとられます。また、健康な人が病気の予防を目的としてパンチャカルマを行う場合もあります。病気の予防としてのパンチャカルマは、約２カ月ごとぐらい、季節ごとのからだの変化、かかりやすい病気のケアとして行います。

　パンチャカルマを行う際は３つのプロセスを経ます。これはパンチャカルマを行うためには大事なことで、スシュルタ・サンヒターにもその指示が書かれています。また、どの場合でも治療の１週間前から、食事やアルコール、カフェインの摂取などにも指導があります。

３つのプロセス
①プールヴァカルマ　前処置

②プラダーナカルマ　中心処置
③パシュチャートカルマ　後処理
　①プールヴァカルマ
　　プールヴァとは「準備」のことです。まず、からだに治療のための環境づくりをします。からだのいろいろな場所にある悪いものを集め、排出しやすくします。中心的なトリートメントとして、スネハナ（油剤法）とスウェダナ（発汗法）があります。
　②プラダーナカルマ
　治療の段階。パンチャカルマはこれにあたります。
　③パシュチャートカルマ
　治療の後に行うこと。パンチャカルマを行ったことで体力を消耗したからだを元に戻すために行います。食事療法、強壮剤法、薬草療法などがあります。
　ただ単に、いきなり治療のみを行うのではなく、前後の準備とケアのための処置（トリートメント）を行うことに治療と同じくらい重きをおいています。ヘルスケアやリラクゼーションで考えると、マッサージなどのトリートメントと同じくらいコンサルテーションとアフターケアのアドバイスが重要ということです。

より健康を守るために

　治療のためのパンチャカルマは医師の指導が必要ですが、健康な人がより健康を維持するため、心身のリラクゼーションとして、アーユルヴェーダの「浄化法」を楽しむことができます。マッサージなどのオイルを使ったトリートメントや、汗を流して老廃物の排出を促すスチームなどです。知識と技術を身につけたアーユルヴェーダ・セラピストから受けることもできますし、家庭で出来る手軽な方法もあります。本書ではリラクゼーション、より健康を高めるためのアーユルヴェーダ・トリートメントを紹介します。

　アーユルヴェーダは伝統療法でありながら、扱う領域は治療を超え、病気の予防、自然な美しさと健康の促進を目的とします。

　私たちをとりまく自然環境の中に、私たちの心身、精神を支配する原理があるとアーユルヴェーダでは考えます。そのエネルギーがヴァータ、ピッタ、カパであり、そのバランスによって心身の機能や性質、状態が決定づけられ、私たちの健康や精神的な成長は自然との相互作用によって支配されるといわれます。

　食生活や生活習慣の乱れ、ストレス、季節の変化などによって、ドーシャのバランスは崩れがちです。バランスが乱れると、消化、代謝の力（アグニ）が弱まり、栄養は完全に吸収されず、未消化物が体内に毒素（アーマ）となって蓄積し、やがて病気をひきおこし

ます。心理的な要因がアーマを増やすこともあります。アーマは肉体面だけでなく精神面にも影響し、健康をめざす意志を曇らせます。老廃物だけでなく、過剰なエネルギーもアーマとなります。

　パンチャカルマやアーユルヴェーダのトリートメントは、このアーマを取り除き、つまった血管の流れをスムーズにします。自然な排泄機能をよび覚まし、本来のドーシャのバランスを安定させることを目的とします。食生活やライフスタイルを見直すことでもその回復ははかれますが、トリートメントを同時に行えば、より早く、深く、健康な状態が取り戻せます。

　心身を洗浄することで病気の原因が取り除かれるだけでなく、アグニの力を取り戻すことにより、薬などの効果を受け入れやすくし、病気の回復を早めます。さらに栄養素の吸収を高めることで、体力増強、免疫力を高め、病気の予防につながります。同様に生活習慣の改善は、精神面を改善し、心を開き、前向きな思考を導きます。

心理的アーマの要因

- 否定的な感情／怒り・恐れ・自己批判・貪欲・恨み
- 心理的なストレス／家庭・仕事・経済状況
- 無気力・不健全な環境　●他人の否定性
- 暴力的な娯楽・本・テレビ・映画など

トリートメント理論—油剤法

　オイルを使ったトリートメントを「スネハナ（Snehana、油剤法）」といいます。パンチャカルマや治療の過程で行われる場合は、オイルをからだに塗布する方法と飲用する方法があります。どちらもからだのあちこちに散らばった毒素や菌を集める目的で行われます。スネハナで集めた毒素を、次にスウェダナ（発汗法）で汗と共に排出させます。
　オイルをからだにしみこませることで、からだを滑らかに柔らかく潤わせ、流動性を生じさせます。オイルに溶けやすい体内のアーマや毒素をやわらかくして各組織から引き離し、流れをよくすると同時に組織を保護します。また、スネハナはヴァータを鎮める効果もあり、以下のようなものがあります。
　●アビヤンガ　●シーローダーラ　●シーローバスティー、他

スネハナの効果
　アーマ（不消化物）や毒素の蓄積で崩れたドーシャのバランスが、毒素を浄化することによって整います。
　●免疫力を高める　●疲労回復　●リラクゼーション・心のよろこ

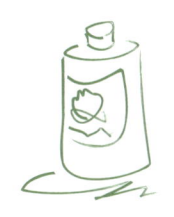

び ●手足の痛みを改善する ●皮膚をきれいにする ●体力を強化する ●神経系の病気の予防と治療 ●老化の予防

アビヤンガ（オイルマッサージ）　Abhyanga

　アビヤンガとは「（からだに）オイルを塗る」という意です。アーユルヴェーダでは「からだを押す」マッサージというよりも、「オイルを塗る」マッサージです。体質、目的にあったオイルを使い、塗り方も人によって異なります。

　①オイルを塗る→②血液の流れがよくなる→③血管に酸素が入り、二酸化炭素と一緒に毒素を排出しやすくする

　皮膚が柔らかくソフトになり、毛穴がきれいになり、発汗が促進されます。アビヤンガを約40～70分行い、その後スチームなどの発汗法を行います。

マッサージの目的・効果

　アーユルヴェーダにおけるマッサージの目的は、次の９つです。
　●血行促進　●毒素排出　●免疫系システムの強化
　●骨格・筋肉を柔軟にする　●活力の増強　●集中力を高める

- ●若返り　●心身のリラクゼーション　●ヴァータの鎮静

禁忌

以下のような場合はマッサージを避けて下さい。
- ●食事の直後　●感染症にかかっているとき　●熱があるとき
- ●皮膚に感染する病気があるとき　●静脈瘤　●高血圧　●肺病
- ●生理中
- ●マッサージは朝または日中暖かい時間に行うのが効果的といわれています。入浴後、身体が温まっている時がよいでしょう。食前はよいですが、食後は少なくとも1時間はあけてください。
- ●血圧が極端に高い時は、マッサージは避けた方がよいでしょう。少し高めという程度の場合は、ゆっくりとした速度で行うマッサージを勧めます。
- ●妊娠3カ月まではマッサージは控えた方がよいでしょう。3ヶ月を過ぎ6カ月までは背中、頭、腰、脚（足裏や甲も）は行いません。6カ月以降は背中、脚、肩のみならマッサージをしてもかまいません。産後はマッサージをするのは60日を過ぎてからにしましょう。
- ●生まれたばかりの赤ちゃんには、軽いマッサージならかまいません。1年経てば本格的なマッサージが行えます。
- ●オイルは体質にあったものを選びますが、暑さ、寒さ、乾燥、

湿度等、季節や場所も考慮します。

体質別のマッサージ方法

ヴァータ体質の人
- 積極的にマッサージをするとよいです。また、ヴァータが高まる老年期もマッサージは適しています
- ヴァータの人は触れられることに敏感なので、よりソフトなマッサージが向いています
- オイルは必ず温めたものを使います
- 神経組織の鎮静効果が得られます
- 栄養価のあるもの、加温効果のあるオイルを使うとよいでしょう

ピッタ体質の人
- 敏感肌のタイプが多く、オイルで痒くなったり湿疹がでることがあります。特に暑い季節や、温める効果のあるオイルを使った場合多くあります
- 冷やす効果のあるオイル、オリーブ、ゴマ、ココナツオイルがよいでしょう

カパ体質の人
- 血行やリンパの循環を促すためにマッサージが必要でしょう
- 出来ればオイルを使わないマッサージか、乾性で熱性のオイルを使用します
- 皮膚や肉が厚いのでからだを振ったり叩く手技を加えます

ヘッドマッサージ

　頭のオイルマッサージは、神経系への効果と、毒素を鼻腔内に導き、鼻炎系の不調にも効果があります。花粉症にもオイルを使ったヘッドマッサージはお勧めです。

　効果
- 頭痛をやわらげる　　●抜け毛、脱毛、白髪の予防

- 毛根を強くし、髪を丈夫にする　●毛髪に輝きを与える
- 顔色をよくする　●安眠

フットマッサージ

　足裏は第二の心臓ともよばれます。全身の反射区があります。特に視力、聴力を高めるといわれます。脚の神経や筋肉の緊張をほぐすことで、坐骨神経痛や疲労、不眠に効果があるといわれます。

シーローダーラ

　額に35℃前後のぬるめに温めたセサミオイルを、上部10〜20cmほどのところから静かに垂らす方法で、極上のリラクゼーションが得られます。シーローダーラ中の脳波は、瞑想中の脳波に一致するといわれます。パンチャカルマでは鼻炎系の治療の際に行われます。

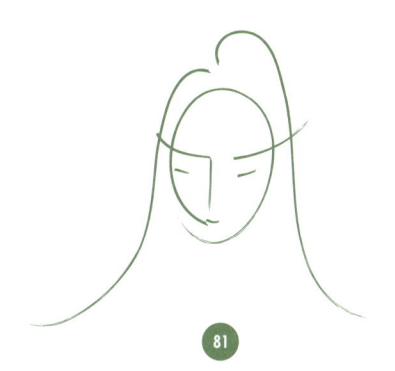

トリートメント概論―発汗法

　アビヤンガでやわらかく、排出しやすくなった毒素とオイルを、汗とともに排出させるトリートメントを「スウェダナ（Svedana、発汗法）」といいます。Svedとは「汗」のことで、からだの中に蓄積したアーマ（不消化物）や毒素、からだの悪い部分を汗とともに排出します。
　加熱その他の方法で体内のスロータス（経路）を開き、発汗を促し、からだのこわばり、重さ、冷たさ、痛みを緩和させます。

目的と効果
●毒素排出　●免疫系システムの強化　●心身のリラクゼーション

ピンダスウェダ　Pinda Sveda
　薬草やニンニクなどをすりつぶし、木綿の布で持って手をつけるようにヒモでしばってくるみ、蒸します。温かくなったものをオイルを塗った患部にあて、マッサージします。

バーシュパスウェダ（ハーバルスチーム）　Bashpa Sveda
　薬草を煮出す蒸気を全身に浴び、約5〜10分温蒸します。頭部は

温めないよう保護します。コホンバ（ニーム）の木製のスチームベッドを使用すればより効果は高まります。コホンバの抗菌作用で、ベッド上に横たわるだけでも効果が期待できるでしょう。脊髄には全身の大切なポイントが集中しており、下（背中側）から蒸気を浴びることで、全身の毒素排出に関与します。他にサウナ型の方法もあります。

通常アビヤンガ（オイルマッサージ）の後に行い、血行を促し、毛穴と汗腺を開き、塗布したオイルの吸収を促進します。オイルが肌をやわらかくし、ハーブやエッセンシャルオイルの有効成分の体内への浸透を促進します。また温めることにより血行が促進され、老廃物や体内の毒素が排出されやすくなります。

禁忌

- 脱水症状　●発作・てんかん　●腎臓に異常があるとき　●妊娠中
- 生まれたばかりの子供　●血圧の高い人

＊スチームバスは腎臓へ負担がかかります。腎臓に問題がある人は特に注意が必要です。

使用するハーブ

- ニカ／リュウマチ痛を和らげる　●パワタ／リュウマチ、肺の浄化　●エンダル／リュウマチ　抗炎症作用　●ラトゥマル／血液の浄化　●ライムの葉　他

トリートメント概論—オイル

アーユルヴェーダで用いるオイル (タイラ)

　パンチャカルマをはじめ、アーユルヴェーダのトリートメントでは、体質やドーシャの乱れにあったオイルが使われます。チャラカ・サンヒターにも「油剤に関する章」があり、使用するオイルの種類、使い方、効果効能などについて詳しく述べられています。アーユルヴェーダでは油剤法として、内服と外用の処方がありますが、内服は主に治療を目的に医師の手で行われます。

　アーユルヴェーダで用いるオイルは、ゴマ油、ココナツ油、ヒマワリ油、ヒマシ油などの植物油と、多くのハーブ、ヤギの乳などの動物性の材料で作られた特別の油です。アビヤンガ（オイルマッサージ）の他、シーローダーラ、シーローバスティー、ナスヤ（経鼻法）、バスティ（浣腸法）などのパンチャカルマに使われます。

　オイルはラサ（血漿）、ラクタ（血液）、マーンサ（筋肉）に働きかけ、これらを強化します。代謝を促し、皮膚や血液、肺や大腸に働きかけ、神経系へも作用します。

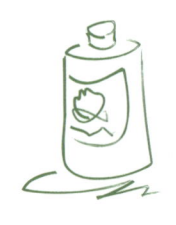

アーユルヴェーダオイルの製法

① ハーブ、オイル、水を処方に応じた割合で混ぜ合わせ、数時間から数日間、弱火で煮て搾る
② 水分がすべて蒸発するまで煮続ける

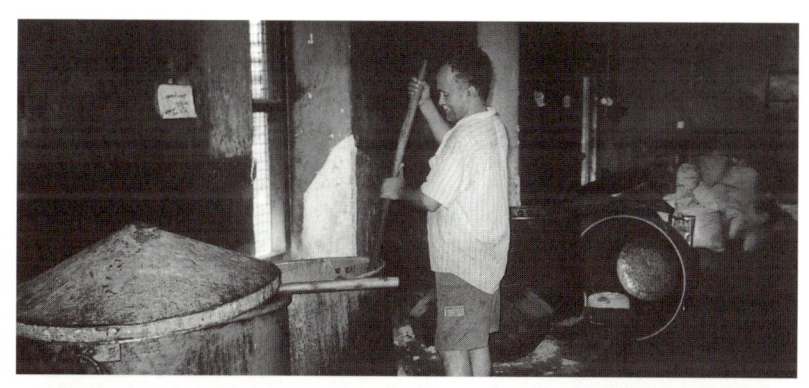

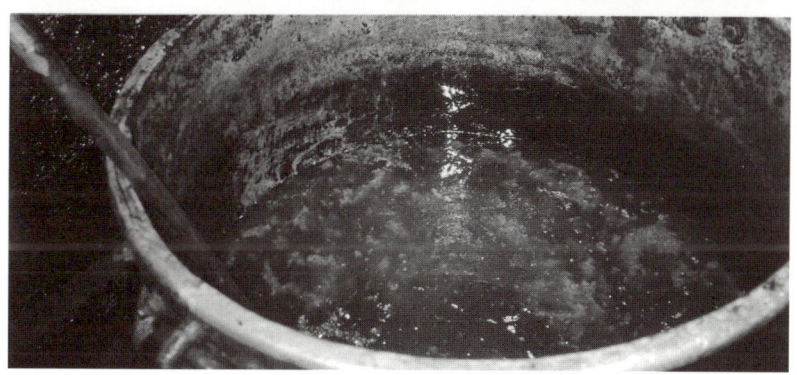

オイルの種類

　アーユルヴェーダでは、患者の症状に応じて医師が処方してオイルを作る場合もありますが、目的にあわせてあらかじめ処方された薬用油にも多くの種類があります。

代表例

●マハナーラヤーナ・オイル（Maha Narayana）
リュウマチ痛、すべての神経系の痛みに効果的で、血液循環を修復し促し、ヴァータを鎮めます。

●アシュワガンダ・オイル（Ashwaganda）
病気による衰弱を強壮します。アシュワガンダは強壮剤、若返り剤として、アーユルヴェーダのハーブの中で最も効果があるといわれるものの一つです。

●マハマーシャ・オイル（Maha Masha）
体を冷やし、強壮します。皮膚に栄養を与え、ピッタを鎮めます。

●マハシッダールタ・オイル（Maha Siddartha）
体を温め、痛みをなくします。カパを鎮めます。

●ジーワカピーナス・オイル（Jeewaka Peenas）
頭、鼻、耳のカタルに効果があり、鼻炎、花粉症に良いとされます。ヘッドマッサージ向きです

体質別オイル

　ドーシャに応じたマッサージオイルを選びますが、体質だけでなく気候や季節、年齢も考慮します。ゴマ油は重性で温の作用があるので、寒く乾燥した季節に向きます。

体質別の適したオイル

	性質	ケアの方法	オイルの種類
ヴァータ	乾性・冷性	温める・乾かさない	ゴマ油・アーモンド油
ピッタ	湿性・熱性	冷やす・適度に乾かす	ココナツ油・オリーブ油
カパ	冷性・湿性	温める・乾かす	ホホバ油・マスタード油

体質別エッセンシャルオイル

　エッセンシャルオイルのもつ、香りの特徴や性質もドーシャに影響を与えます。オイルにプラスすることで、相乗効果が高まります。

体質別のエッセンシャルオイルとケア方法

	性質	ケアの方法	オイルの種類
ヴァータ	乾性・冷性	温める・バランス	クラリセージ・サイプレス・ゼラニウム・ジャスミン・サンダルウッド・ローズ
ピッタ	油性・熱性	冷やす・鎮静	カモマイル・ゼラニウム・ジャスミン・レモングラス・メリッサ・ペパーミント・ローズ・ローズウッド・サンダルウッド
カパ	冷性・湿性	温める・乾かす	シダーウッド・ユーカリ・乳香・パチュリー

トリートメント理論─薬剤法

ホーム・レメディー

　アーユルヴェーダでは、風邪をひいたり、頭痛や腹痛、打ち身やケガなどのちょっとした不調は、まずホーム・レメディー、つまり家庭でケアを第一とします。お祖母さんからお母さんへと伝えられる民間療法ですが、アーユルヴェーダではそれがとても重視されています。

　ホーム・レメディーでは、ジンジャーやパワタ、ベリなどの、庭にあるハーブやキッチンにある野菜、食物が薬になります。刻んだり、つぶしたり、挽いたりといったそのための器具も各家庭にあります。痛みなどはマッサージでケアし、そのためのオイルもいくつか常備されています。ホーム・レメディーで手におえなくなると、医師のもとを訪ねます。

アーユルヴェーダの薬

　アーユルヴェーダでは治療のため、治療やパンチャカルマ後の養生のため、また多くの場合、病気の予防や健康増進のために、ハーブを中心とした薬剤を利用します。アーユルヴェーダの薬は、植物、

鉱物、山羊の乳、ハチミツなどを原料として作られます。ハーブの持つ効能に基づき、目的にあわせて処方しますが、調剤・製剤には占星術で日を選んだり、マントラを唱えたりといったことも意識され、儀式的なものとして扱われます。

　植物、動物、鉱物も、私たち人間と同様に5元素で構成され、様々な性質を持ちます。それ故、体質、体調にあわせ、乱れたドーシャのバランスの調整に役立てることができるとアーユルヴェーダでは考えます。また、乾燥の強い地域ではヴァータの憎悪が原因となる病気が起こりがちですが、乾燥した土地に生育する植物は、ヴァータの異常でおこる病気に効果があります。寒い土地に育つ植物も同様です。「薬にならない植物はない」というブッダの教えがありますが、それぞれの土地にそれぞれの病気を治す植物＝薬があります。

ハーブティー　Herb Tea

　主にハーブの花、葉、果実、根などを乾燥させたものを単独、またはブレンドして煮出し（煎じ）たものを服用します。治療や予防のための家庭薬として、またはリラクゼーションのために利用されます。

ハクル　Hakuru

　ハクルはココナツの一種から採れる蜜でつくる黒砂糖ですが、スリランカではアーユルヴェーダのハーブティーやハーバルスープに添え、よく使われます。疲れをとり、からだを強壮する効果があります。

アリスタ（薬用酒）　Arista

　ハーブを搾ったものに酵母菌などを加え、数カ月間発酵させたもの。吸収されやすく、アグニを高める働きがあります。薬として処方されるものもありますが、多くは健康増進のため、日常的に飲用されます。

チュルナ（粉末）　Choorna

　日本でいえば薬研のようなすり鉢、グラインダーなどを使ってハーブをパウダー状にしたもの。保存しやすく、咳や発熱、風邪の初期症状のための薬によく使われます。

トゥースパウダー

　歯を磨くためのものや歯茎をマッサージするためのパウダーがあります。単独のハーブのものもありますが、十数種のハーブを粉に

したものを調合し作られます。

処方ハーブ例
- カイップ
- アクラパッタ
- シナモン
- ムナマル
- プワク
- アラルー
- イングルピヤリ
- カランダ
- コホンバ

グティ・ワティ（丸薬）

　植物、時には鉱物を粉末にし、蜂蜜などのつなぎを使い丸く固めたもの。直径1、2mmから大きいものは2cmぐらいまで、大小のサイズがあります。長期間保存でき、作用は比較的穏やかなため、リュウマチなどの長期にわたり服用する慢性病、体力の弱い人に使われる場合が多くあります。

クワータ（煎じ液）　Quath

　水から煮出す場合とお湯からに出す場合があります。植物の根や樹皮、果実など固い部分を利用する場合によく用いられます。

タイラ（オイル）　Thaila

　ハーブ、オイル、水をブレンドしたものを4時間から8時間、時には数日間ゆっくりと煮詰め、水分が蒸発したとことで搾ります。オイルはマッサージ、シーローダーラなどのオイルを使うトリート

メントのほか、各家庭に常備され、ケガや打ち身などに塗ったり、日常的に使われます。スリランカではほとんどのものが外用、からだに塗るために使われ、医師の指示のもとに限り、一部を内服に使うことがあります。

カルカ（ペースト）　Kalka

　生のハーブの場合はやわらかくなるまで砕き、乾燥したものの場合は水を加え、ペースト状に練ります。膏薬や湿布などに使われます。

トリートメント概論―マルマ

　アーユルヴェーダでは全身のすべての細胞に「知性」が存在し、いたるところに心とからだ、物質と意識の接点があるとみなされています。解剖学的に言えば神経が筋肉、関節、血管と接する点です。その中でもいくつかの接合点が重要な役割をすると考えられ、それらは「マルマ」と呼ばれます。

　マルマは体表にある重要なツボで、重要な内臓と関連し、全身に108箇所あります。マルマの概念は、外科医スシュルタが2000年以上前に著したスシュルタ・サンヒターに登場し、手術でその場所を傷つけると、重大な影響を与える急所として忠告され、その場所が記されています。

急所としてのマルマの分類
①24時間以内に死に至るマルマ
②２週間から１カ月以内に死に至るマルマ
③痛みを起こすマルマ
④不具をひきおこすマルマ
⑤矢や異物を取り除くと死に至るマルマ

場所による分類
①筋肉
②血管
③靭帯
④関節
⑤骨

　急所であるため、正確な知識を持った人、医師以外はマルマには触れるべきではないという人もいます。この病気にはマルマ療法がよいと医師が判断した場合のみ、症状、病気に対応するマルマを刺激する治療が行われます。

　一方、マハリシ・マヘーシュ・ヨーギが提唱するマハリシ・アーユルヴェーダでは、マルマのポイントは肉体と意識が交流する点と考え、治療や健康増進に利用しています。マルマにオイルを塗ったり、手のひらをあてることが、深い意識のレベルの歪(ゆがみ)をとりのぞき、からだのバランスを調整する有効な方法とされています。特に眉間、心臓部、下腹部のマルマはマハ・マルマとよばれ、マハ・マルマを刺激することがさらに小さなマルマへの刺激にもつながる、マッサージの重要なポイントです。

　マルマの位置は人によって少しずつ異なりますが、眉間から額の

中央にかけ目を閉じてやさしくさすると、頭痛やストレス、緊張をほぐし、心臓から胸骨の下は動揺した感情を落ち着かせるといわれます。下腹部からお臍の下10cmほどは便秘や腸内のガスの排出を促します。軽く円を描くようにゆっくりと各マルマを2〜3分ずつさすります。強く押さえたり、急いで行うと鎮めるどころか混乱を導いてしまいます。

　その他、ヨーガの体操のポーズには、マルマを穏やかにのばすような動きが多くとりいれられています。シーローダーラは額のマルマを刺激し、深い安らぎを導き、アビヤンガは皮膚の上のあらゆるマルマを刺激できます。マルマが集中する場所としては足裏があります。寝る前にオイルを塗って3分から5分足裏を軽くマッサージすることで、深いリラクゼーションが導かれます。また、瞑想は心の側からマルマを刺激します。マルマに触れることは全神経を刺激し、ヴァータに働きかけることになり、ヴァータを鎮めることで心身の疲労をとり、安眠にもつながります。

　マルマは中医学の経穴の考えかたとよく似ており、多くの東洋医学とも一致する点があるようです。

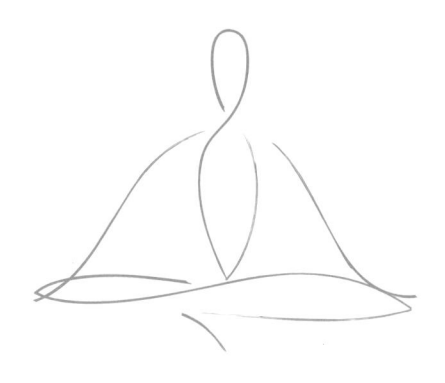

Column

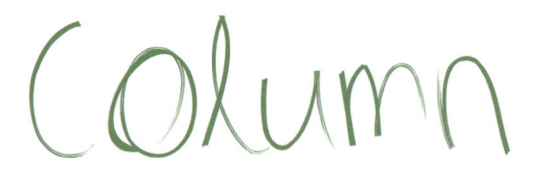

03

嗜好品
article of taste

アルコール
　アーユルヴェーダでは、健康のための適度な飲酒は否定されていません。お酒はピッタを増加させ、ヴァータとカパを鎮めます。この性質をよく理解し、落ち着いた雰囲気の中で油物や肉類と一緒に楽しめば、ストレスの解消、老化防止に役立つといわれます。

タバコ
　タバコはヴァータとピッタを増やし、カパを鎮めます。
　どの体質の人も疲れるとヴァータが高まるので、その時タバコを吸うのは、実はさらに疲労感を増すことになります。タバコが欲しいと感じたら、まず深呼吸して欲求を鎮めることに意識を向けてみましょう。

カフェイン
　コーヒーはヴァータとピッタを憎悪し、カパを鎮めます。コーヒーに牛乳、ナツメグやカルダモンを加えるとバランスの取れた飲み物になります。朝のカパの時間、からだが重いときは1杯のコーヒーがカパを鎮め、意識をすっきりさせます。食前食後はアグニを乱すため、避けたほうがよいでしょう。

　アルコール、タバコ、カフェインのいずれも無理やりやめようとすることは逆効果です。アーユルヴェーダの考え方に則って、からだが自然に控えようとする方向に導く方が成功率は高いでしょう。
　瞑想などで心のバランをとる、なぜ自分がタバコを吸いたいのかを考えてみるなど、心に働きかけることがその解決策につながります。

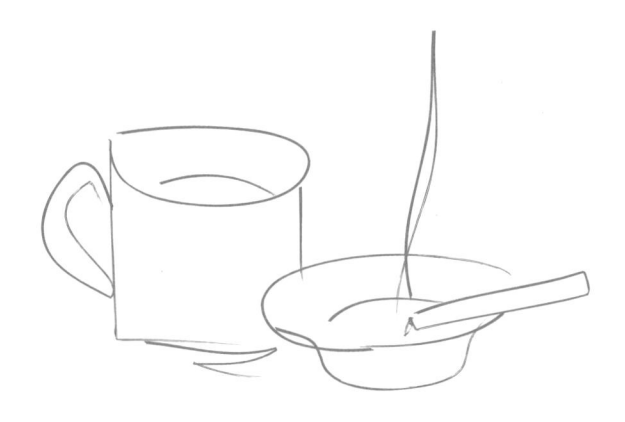

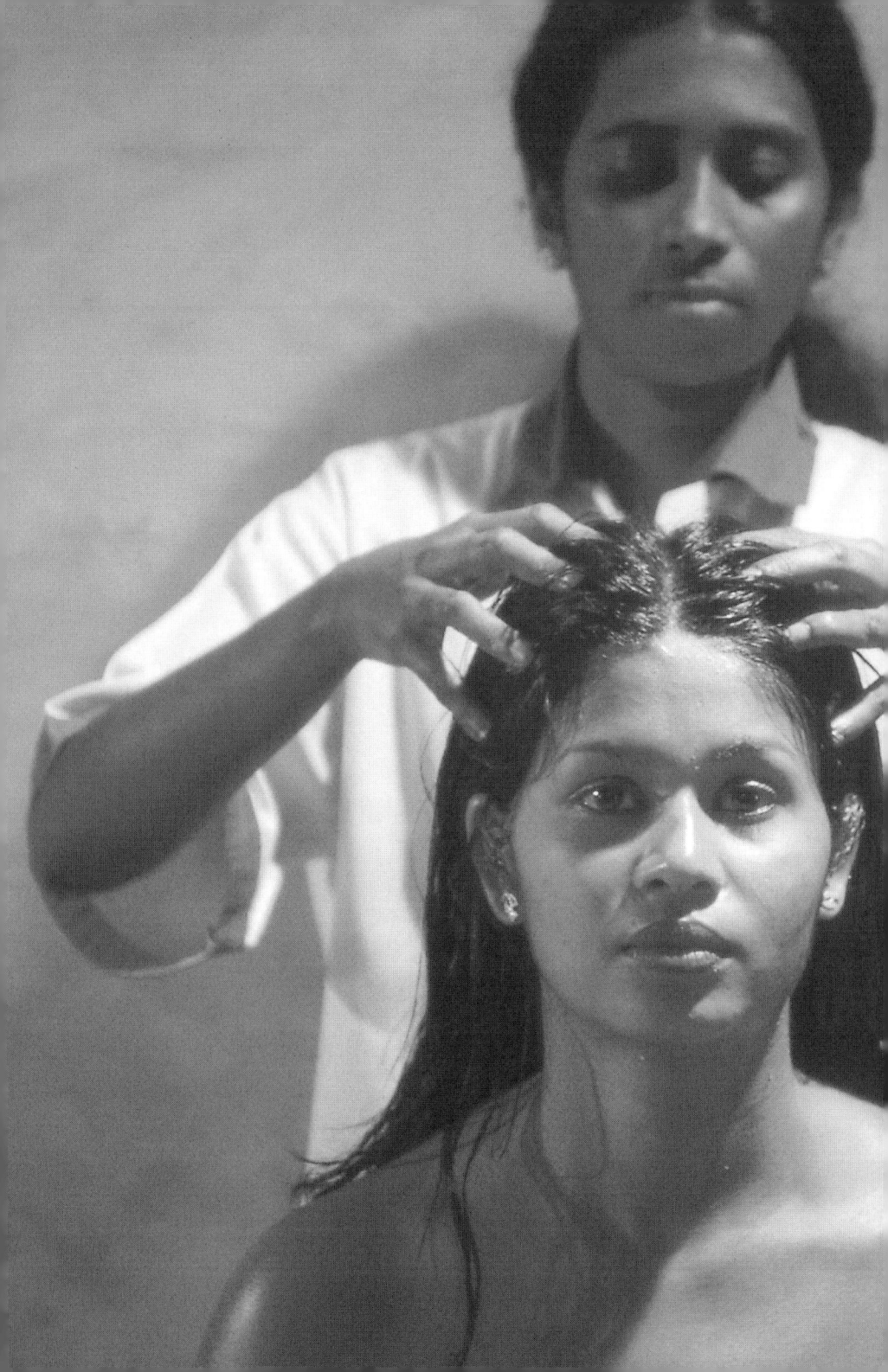

Chapter4
オイル・トリートメントの実践

オイル・トリートメントにも様々な方法があります。ここでは、スリランカで行われているオーソドックスなテクニックを部位ごとにみていきます。

トリートメント実技

アーユルヴェーダ・トリートメントは、病気の治療と同様、病気の予防、健康増進、リラクゼーションの効果があります。オイルを使った施術で、からだの中にたまった毒素をやわらかくした後、発汗法によりからだを温めることで排出を促すのが特徴です。

単にトリートメントを行うのではなく、コンサルテーションや日常生活のアドバイスも、トリートメントと同じくらいに重視します。

老廃物を排出し体内循環をよくすることで、身体のみならずストレスや精神面での問題も改善でき、心の問題が解決されることで肉体的な健康もより増進される、というように、心とからだの相乗効果が期待できます。

アーユルヴェーダ・トリートメントの順序

①コンサルテーション

チェックシートによるドーシャ（体質）チェックと、そのときの体調をチェックする簡単なコンサルテーション、血圧の測定を行います。体質にあわせてマッサージに使うオイルやスチームに使うハーブを選択します。血圧の具合によってはスチームを避けたり、時間を短くする場合もあります。

②着替え

トリートメントを受けやすい状態に着替えます。指輪、ピアスなどのアクセサリー、コンタクトレンズなどはあらかじめはずしておきます。

③オイルマッサージ（40〜70分）
マッサージを行う部屋は十分に温めておき、静かな音楽などを用意し、リラックスできる環境を整えます。足から始め、腰、背中、腹、胸、腕、顔、頭の順に行います。

④シーローダーラ（20分）
マッサージ後の十分リラックスした状態で行います。精神と肉体の隅々まで開放し、究極のリラクゼーションを導きます。

⑤スチームまたはドライサウナ（15分）
オイルがからだに残っている状態で、ハーブの蒸気によるスチームを行います。スチームが血行を促し、毛穴と汗腺を開き、オイルが吸収されやすくなります。塗布したオイルが肌をやわらかくし、ハーブやエッセンシャルオイルの有効成分の浸透を促します。また、温めることにより血行が促進され、老廃物や体内の毒素が排出されやすくなります。

⑥ハーバルバス（3分）
ハーブを入れたバスにつかり、汗と適度に油分を流します。バスの温度はぬるめにします。

⑦シャワー
残った余分なオイルを洗い流します。

⑧ハーブティー
体質別に処方されたハーブティーで水分を補給し、トリートメント後はしばらくの間、できれば20〜30分、静かな時間をすごします。

⑨着替え
体質により日常の過ごし方、食事のとり方などのアドバイスを行います。

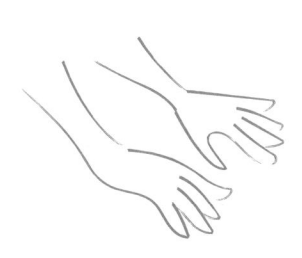

フット・トリートメント（足先から脚）

　受け手にうつ伏せに横たわってもらい、脚の後ろ側からトリートメントを始めます。

　ツボや反射区の集まる足裏から始め、脚の後ろ側全体を施術し、もう一方の脚も同様に行います。脚は全身の神経につながると考えられ、足裏を刺激することで全身の神経系がリラックスし、ストレスの改善や脳のリフレッシュにつながります。反射区を意識するように細かく刺激し、最後に数箇所のツボを圧します。

　まず始めに脚からトリートメントを始めることで、心身共に徐々にリラックスし、からだがトリートメントの効果を受け入れやすい態勢に整っていきます。

　脚の後ろ側はリンパ管が多く通るところで、トリートメントによりリンパ系が刺激され、循環がよくなります。足先から付け根までの軽擦を交えながら、手のひらや関節、甲など手全体を使った手技を行います。

　腰から背中までからだの後側全体をトリートメントした後、からだの向きを仰向けにかえ、脚の前側をトリートメントします。

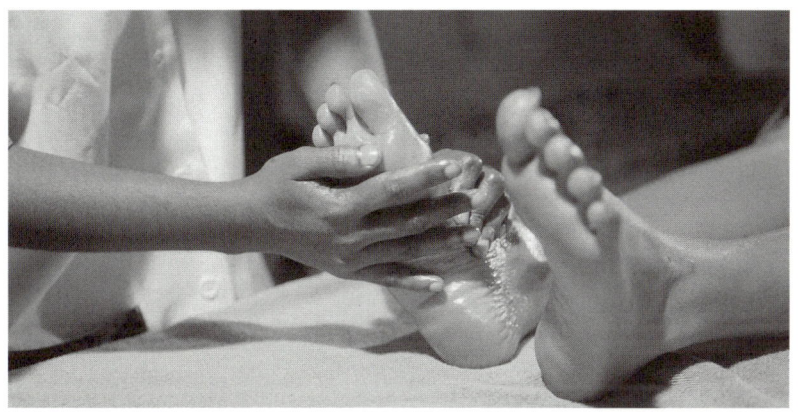

01. 足裏全体にオイルを塗りなじませ、手のひらで全体をさすり温める。足裏のツボを意識しながら、全体を揉みほぐす

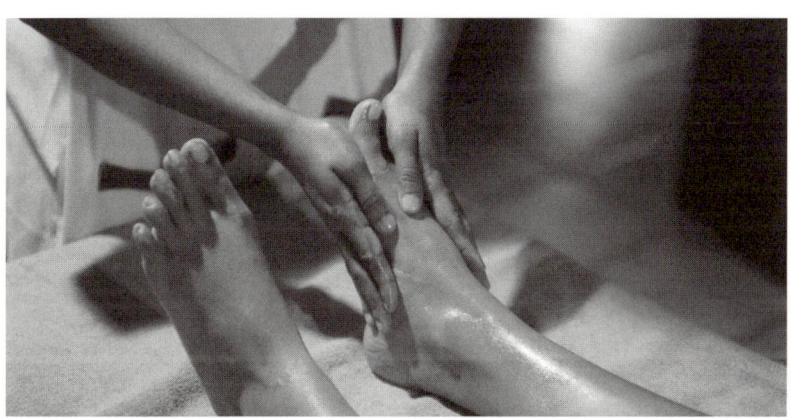

02. 両手の拇指をそろえ、指の付け根から足首に向かい、拇指側から順に骨と骨の間をさするようにマッサージする（3回繰り返す）

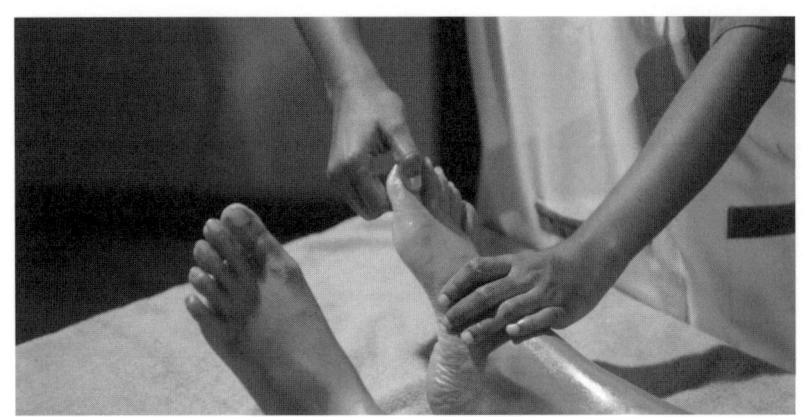

03. 左手で足首を支え、右手の拇指と示指で拇指から順に一本ずつ、指の付け根を時計回りに小さな円を描くようにマッサージし、軽く指を回してひっぱり上げる（2回）

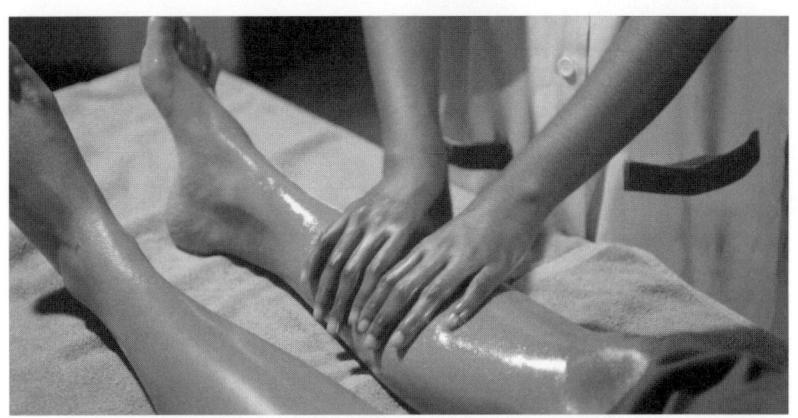

04. 受け手の横から脚全体にオイルを塗布し、両手を揃えて交互に上下にすばやく動かしながら、足首から太ももまで、骨の左右、側面の筋肉をマッサージする（5回）

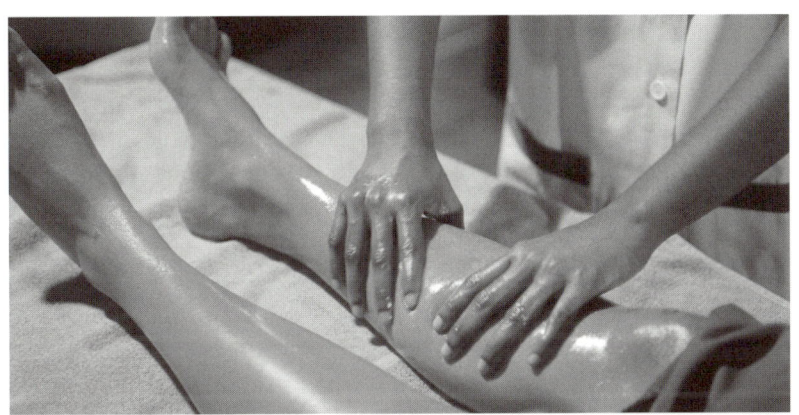

05. 5本の指の腹を使って、足首から太ももまで軽いタッチでリズミカルに上面、両側面を揉む（5回）。各動きの間には足首から付け根、足首までの軽擦を入れる

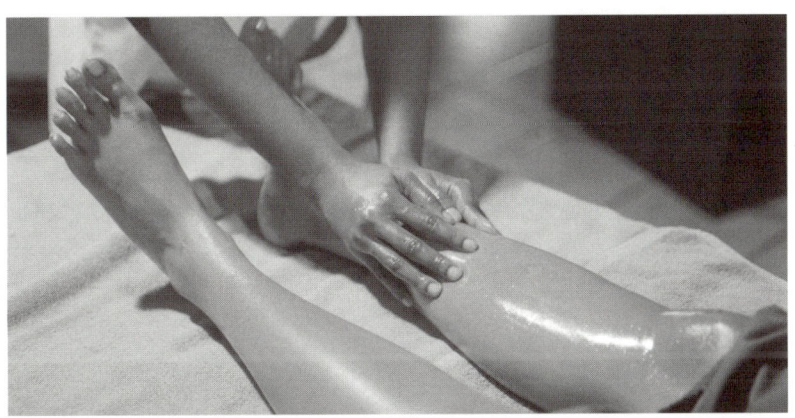

06. 両手の拇指を揃え、足首から膝まで脛骨の両側をすべるように軽擦する（5回）。最後に上面を通り側面を戻し、足首から付け根まで脚全体を2、3回軽擦する

バック・トリートメント（腰から背中）

　腰や背中は痛みやコリを最も感じやすい部分です。特に腰が痛むというときは、腰だけを重点的に行う部分マッサージもよいでしょう。その場合、ピンダスウェダなどで腰を温めるとより効果が上がります。

　背中全体のマッサージは心身のストレスを和らげ、全身の痛みをほぐす効果があります。脊椎の両脇には自律神経（主に交感神経）の神経節があり、背骨を中心としたマッサージは神経系の強化にもなります。

　ゆっくりとしたストロークから始め、からだが温かくなるまで繰り返しながら、徐々に次の動きに移ります。

　ストロークの回数はあくまでも目安とし、施術者は受け手のからだが温まってくること、やわらかくなることを自分の手で感じ取りながら次の動作に移ります。

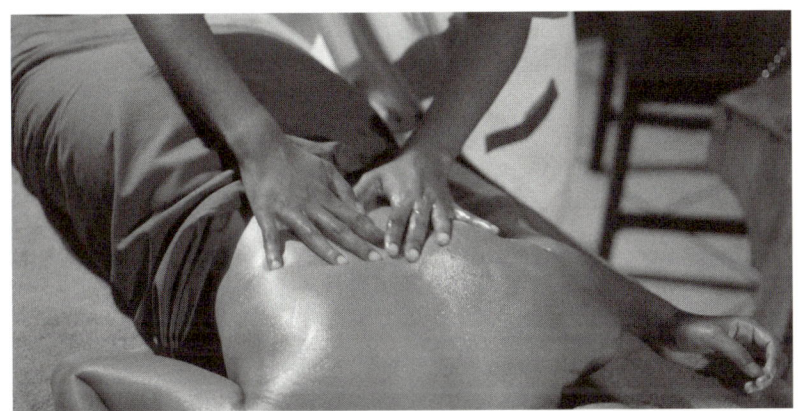

01. 腰は中央から両側に向け、円を描くように両手全体で軽擦する（10回）。次に腰から肩に向け背中の中央をすべらせ、肩で左右に扇方に開き側面を戻す動作を10回繰り返す

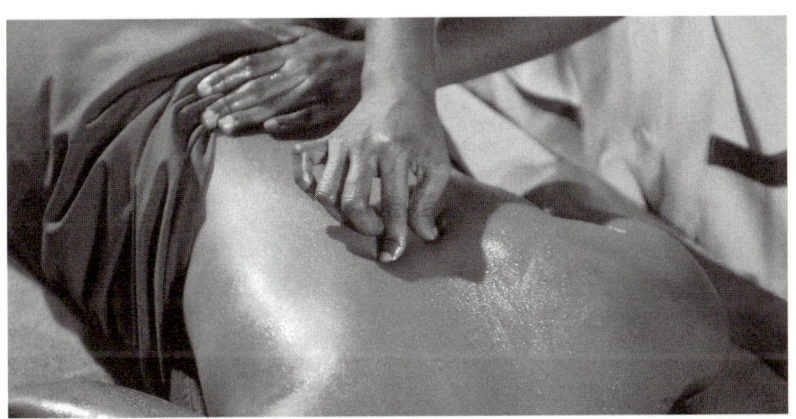

02. 右手の拇指と示指で背骨を挟むように、両側をやさしくすべらせるように、腰から首の付け根までマッサージする。多くの神経が通る大事なところなので注意深く行う

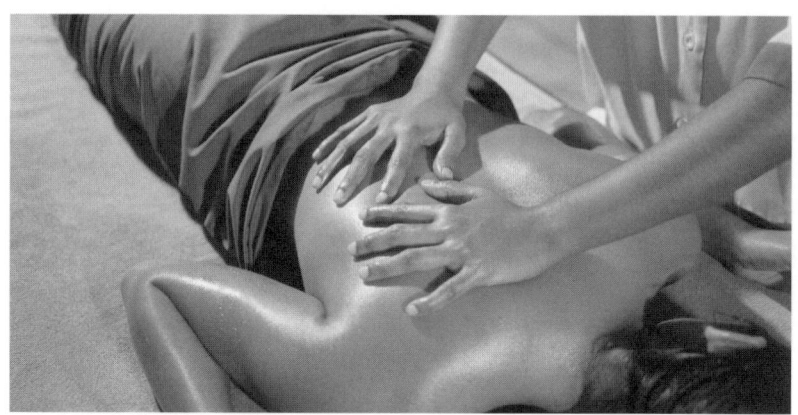

03. 背中の横に立ち、両手を軽く開いて手全体で左右の手を交互に上下に動かしながら、背骨の両側の筋肉をすばやく軽擦する

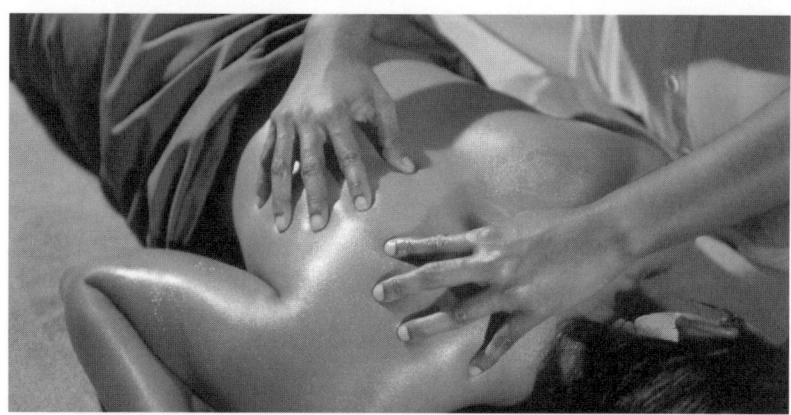

04. 両手の5本の指で、右手は時計回り、左手は逆に同時に円を描きながら、腰から肩、肩から腰、背骨の両側の筋肉全体を軽やかにリズミカルに揉みほぐす

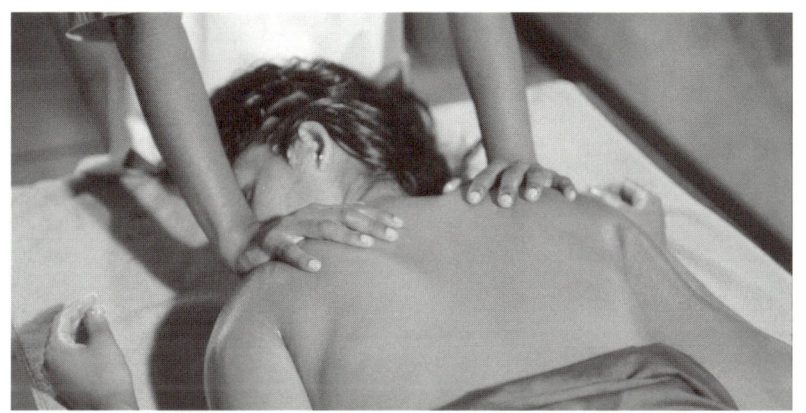

05. 立ち位置を頭の方に移動し、両手で両肩を押すようにストレッチし、5本の指で肩全体を揉みほぐす

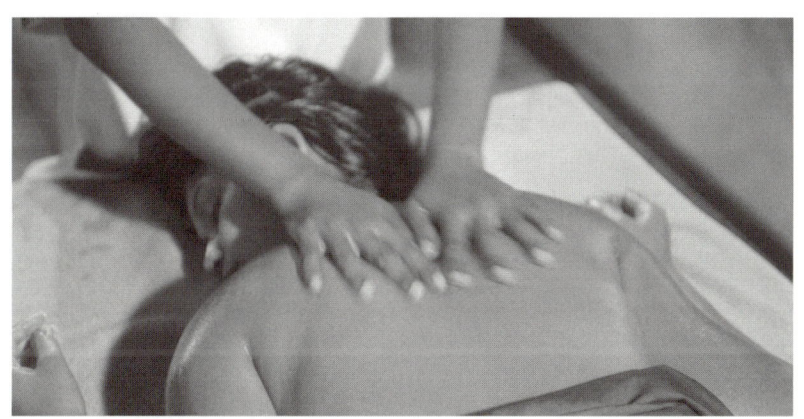

06. 頭側から腰に向けて両手で軽擦を繰り返す（10回）。すばやい動きから徐々にスローダウンし、静かに終了する

ハンド・トリートメント（手から腕）

　仰向けに横たわる受け手の片方の腕のタオルをはずし、手のひらからマッサージを始めます。手のひらは足裏同様、反射区やツボの集まるところですから、からだの各器官と関連を持つポイントが数箇所あります。日常の中で最も動かすことが多い部位でもあり、気づかないうちに疲れを抱えています。手のひらをほぐすことで緊張をほぐし、不安をとりさり、気分を明るくします。

　まず、手のひら全体にオイルを塗布し、両手の拇指を使い手のひら全体を円を描くように揉みほぐします。固くなっている部分がないか、痛みを感じるところがないか、受け手の繊細な反応にも気づけるよう、静かなしなやかなタッチで行います。

　次に、指１本ずつ付け根を揉み解しながら指先をひっぱりストレッチします。次に手の甲にオイルを擦り込み、腕全体にオイルを塗布します。腕を高く持ち上げ、手先から肩に向かって軽擦と強擦を繰り返します。ゆっくりの動作から徐々にすばやい動作に移り、最後はゆっくりした動作に戻り終了します。

　片方の手が終われば、もう一方の手を行います。

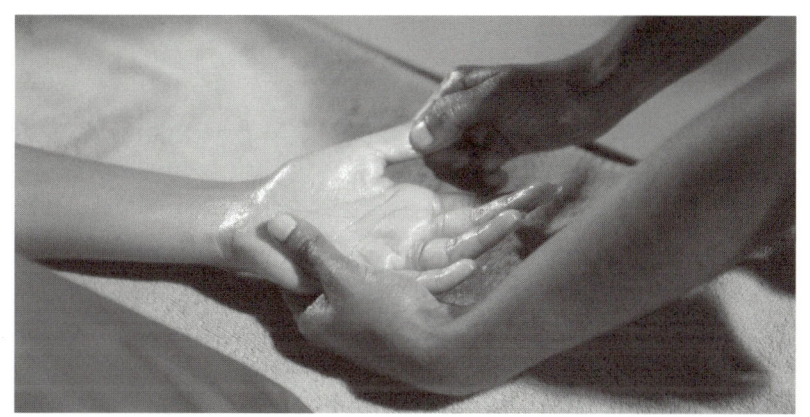

01. 手のひら全体にオイルを塗り揉みほぐす。次に左手で支えながら、一本ずつ付け根から指先まで、拇指と示指で小さな円を描きながらマッサージし、最後に軽くひっぱる

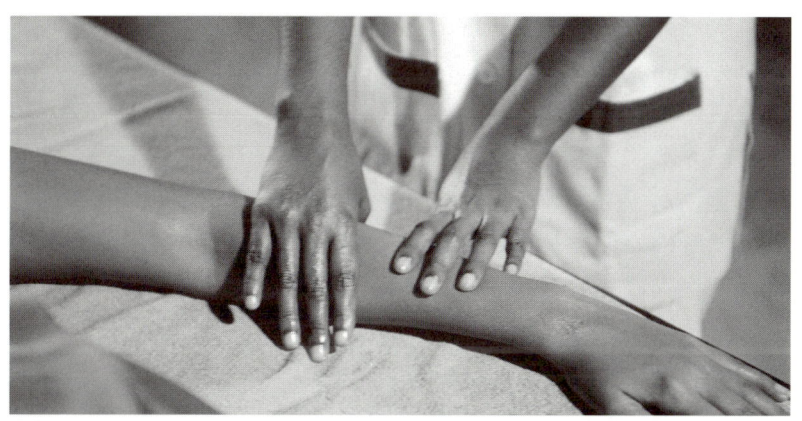

02. 手首から肩へ、手全体を使って、両手を交互に上下に動かしながらすばやく軽擦する。肩までいったら戻ってまた繰り返す（5回）

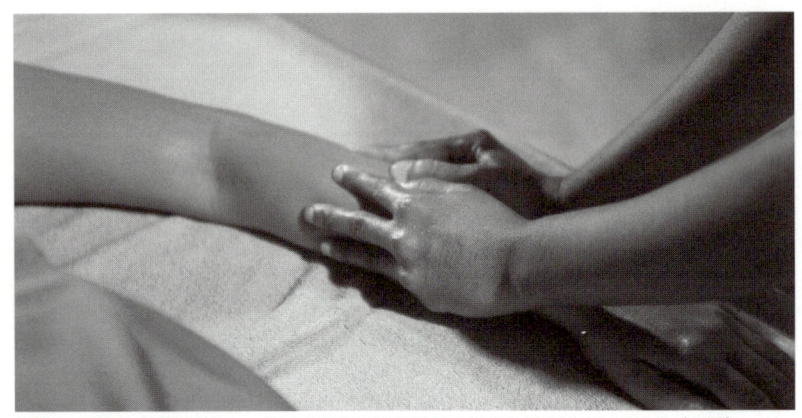

03. 手首から肩に向かい、両手の拇指で腕の外側の筋肉を揉みほぐしていく（5回）

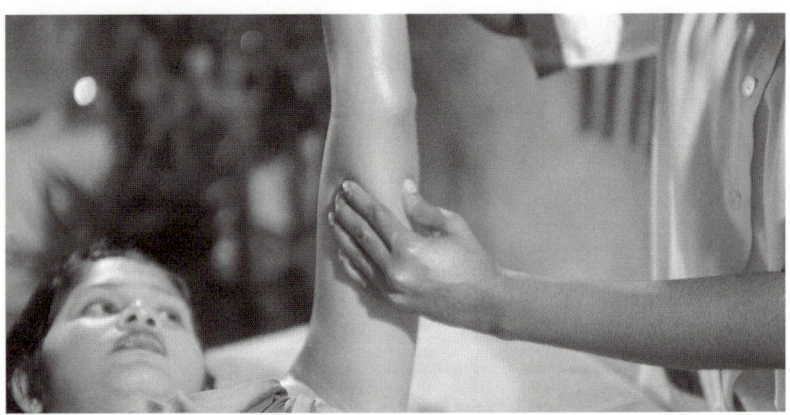

04. 手を上に上げ、片手で支えながら、一方の手の5本の指で付け根から手首に向かって、上腕の背中側の筋肉をほぐす（5回）

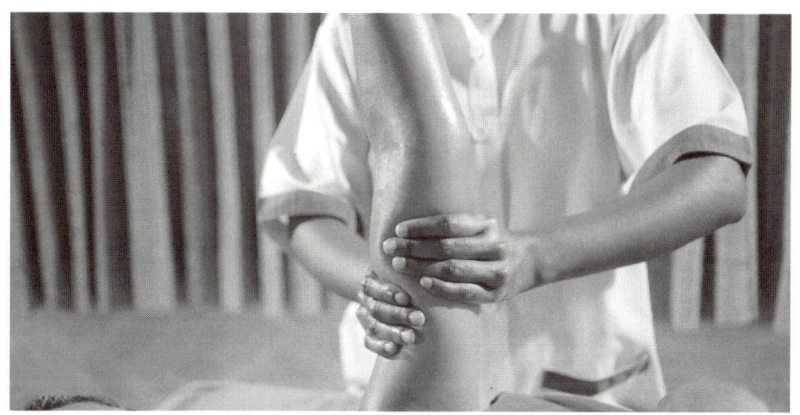

05. 手を上げた状態で両手で腕をつかみ、付け根から手首に向かい揉み上げる

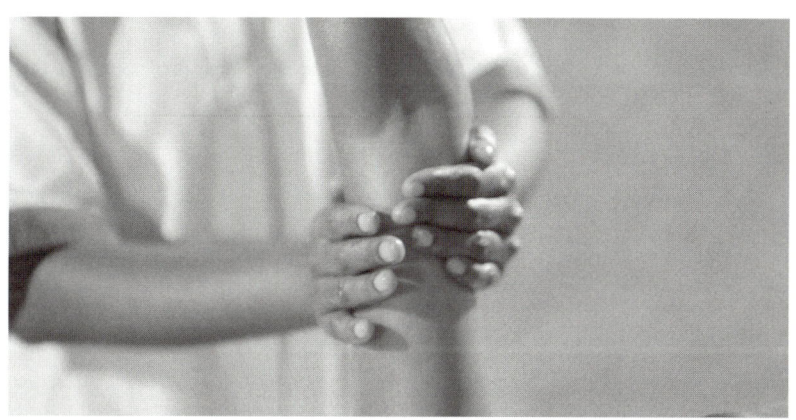

06. 両手で挟んですばやくすりあわせながら、付け根から手首に向かいマッサージする。徐々にスローダウンして終了し、受けての腕を静かにからだの脇におろす

フェイス・トリートメント（顔）

　アーユルヴェーダのフェイス・トリートメントは、美容的な効果のみならず、全身のエネルギー・バランスにはたらきかけると考えられています。顔のトリートメントは、リンパの流れに沿って施術することで循環を促し、むくみやシワの予防、改善など、肌を健康的にし、肌ツヤをよくします。眼精疲労、頭痛や緊張が改善し、受け手は深いリラックスを感じるでしょう。
　肌の柔らかいデリケートな部位なので、タッチはきわめてソフトに行います。特に目の周囲は注意します。
　エッセンシャルオイルを使ったオイルを使う場合は、濃度に注意が必要です。フェイシャルの場合はオイル全体に対してのエッセンシャルオイルの濃度が0.5％以下のものを用います。
　また、アボカドの果肉やアロエの葉肉をペースト状にしたもの、サンダルウッドのパウダーなどを使うこともできます。いずれの場合も肌へのトラブルがないか、事前に確認が必要です。ボディの場合も同様ですが、特にフェイシャル・トリートメントでは、使用するオイルについて受け手に了承を得ておくことが大切です。

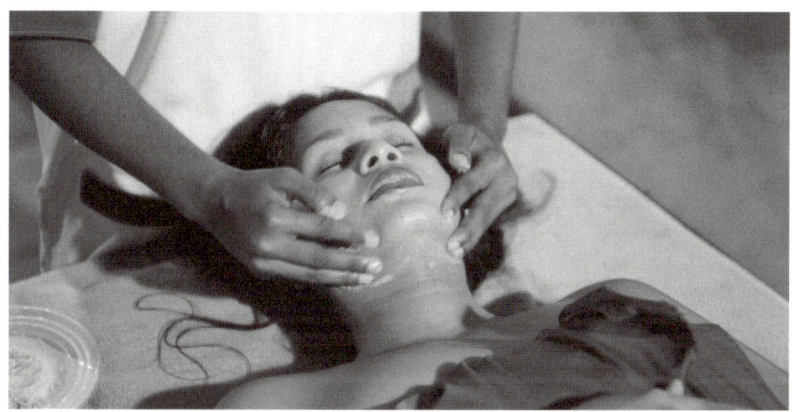

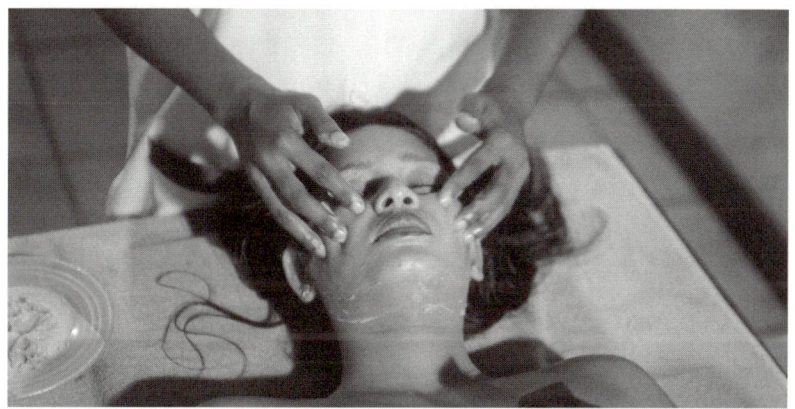

01. 顔全体にオイルをなじませ、顎から始める。顎の中心から両耳に向け、顎の線に沿って2本の指で軽く円を描きながらマッサージする（5回）

02. 両頬を示指、中指、環指の3本で、小さく円を描くように内側から外側にマッサージする

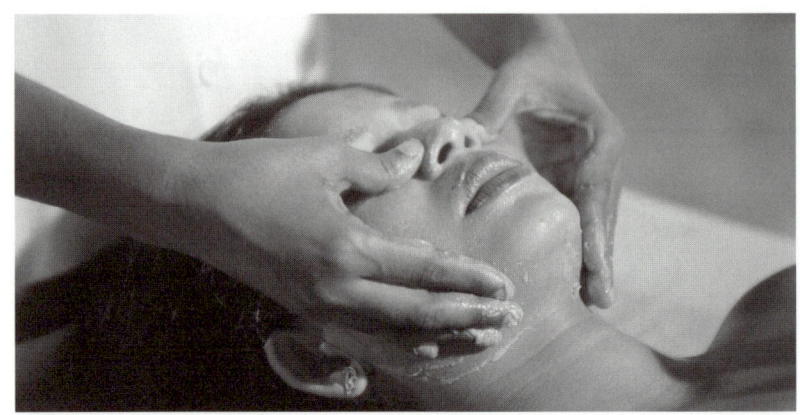

03. 拇指の腹で顔の中央からこめかみに向け、目の下、まぶたの上をやさしくさする（各5回）。拇指と示指で眉毛を挟むように細かく圧し、眉全体をカバーするまで繰り返す

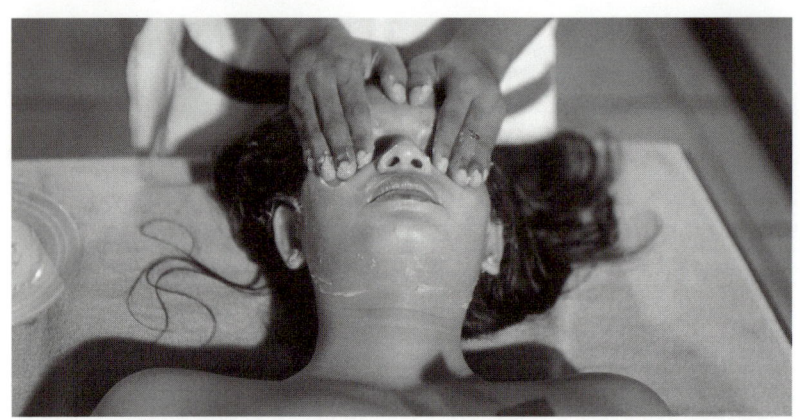

04. 3本の指で目の下をこめかみ向かってソフトにマッサージする。視力の改善、目のクマ、たるみの改善に役立つ

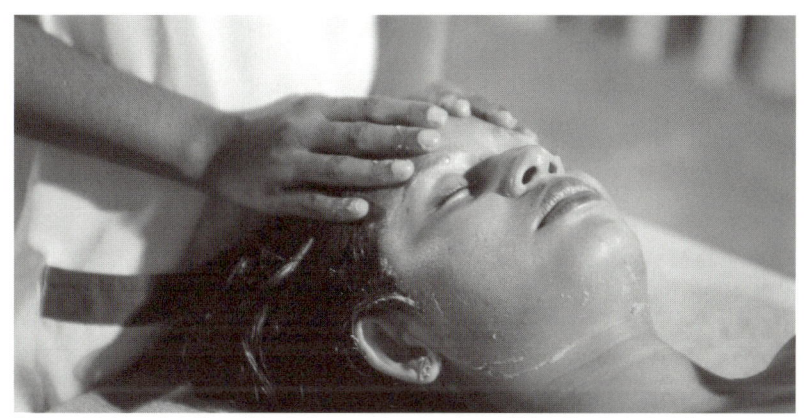

05. 両手の4本の指で、額の中央からこめかみに向かい軽擦を繰り返す(5回)

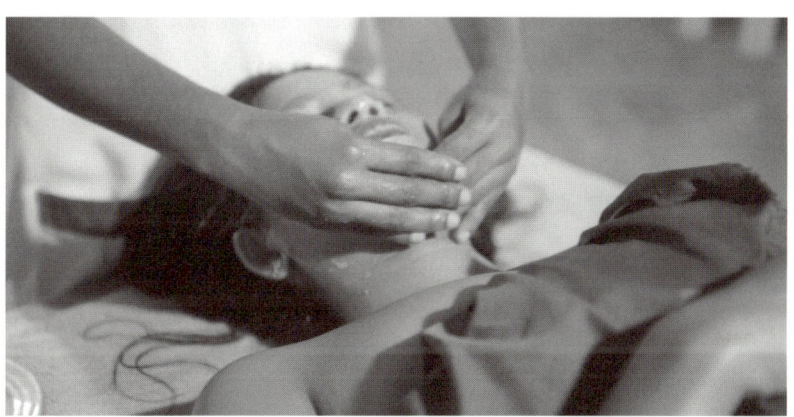

06. 最後に顎からこめかみにかけ、全体を軽擦する(5回)

ヘッド・トリートメント（頭）

　頭は神経系の中枢であり、精神面、肉体面の双方に関係します。ヘッド・トリートメントは、神経系全体をリラックスさせる効果と、毒素を鼻腔内に導き、鼻炎系の不調を解消する効果があり、花粉症の治療にもオイルを使ったトリートメントが行われます。心身ともにリフレッシュする効果があり、緊張やストレスが改善され、顔色がよくなります。

　このトリートメントは、抜け毛、脱毛、白髪の予防、毛根を強化し輝きを与えるなど、髪、頭皮の健康にも効果があります。頭皮の血行を促進することで、髪が丈夫になります。スリランカのアーユルヴェーダでは、ヘッドマッサージ用のオイルが複数あり、おもに治療目的に使われています。

　ヘッド・トリートメントは、朝に行うと特に効果的です。神経系を穏やかに強壮し、心身ともに覚醒させます。逆に夜のトリートメントは、ストレスを軽減し、安眠を促がします。

　姿勢はベッドに横たわって行う方法、イスに腰掛けて行う方法があります。

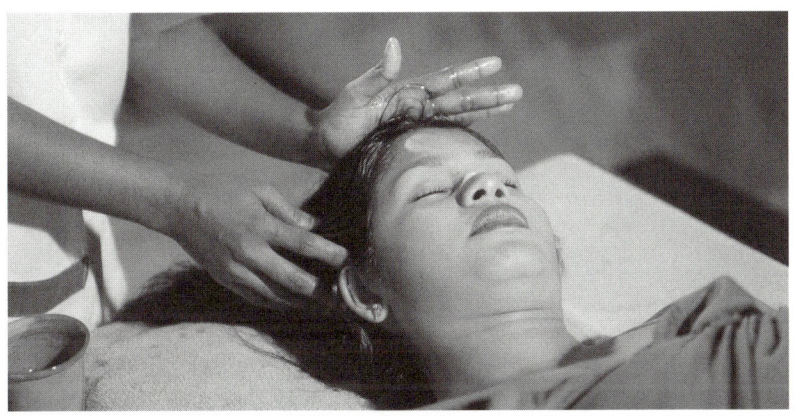

01. 手のひらで温めたオイルを頭頂部に強くすりこむように塗布する。最もオイルが浸透しやすい場所で、周囲に蓄積する毒素をやわらかくし、排出を促すといわれる

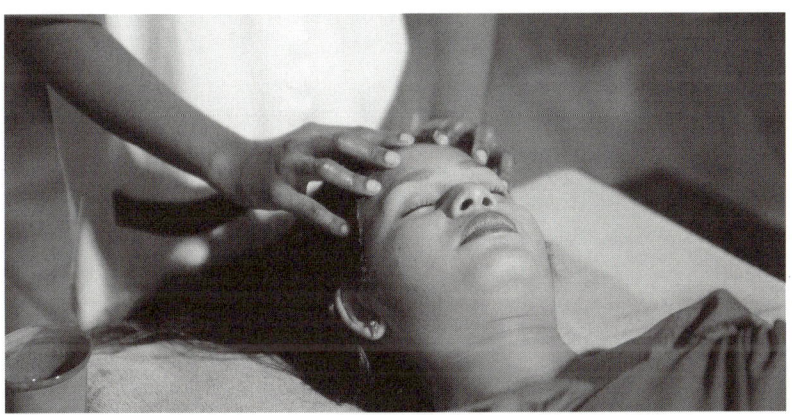

02. 両手5本の指の腹を使い、頭の両脇にオイルを伸ばし、頭皮全体に浸透させる

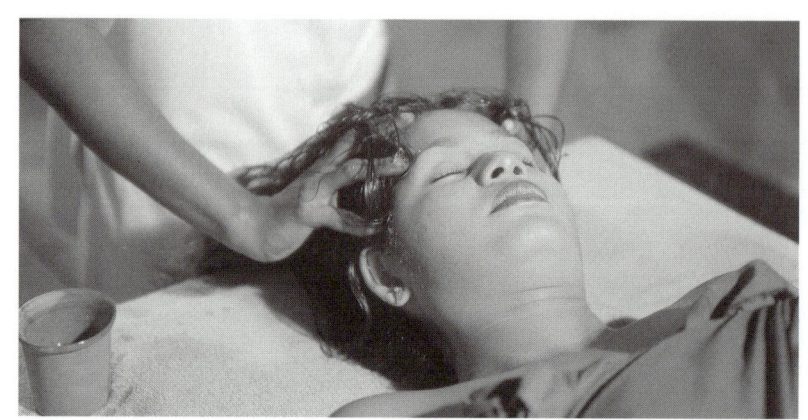

03. 両手5本の指を広げ、頭全体をカバーするよう、下から上へ、首から頭頂へと円を描くようにマッサージする

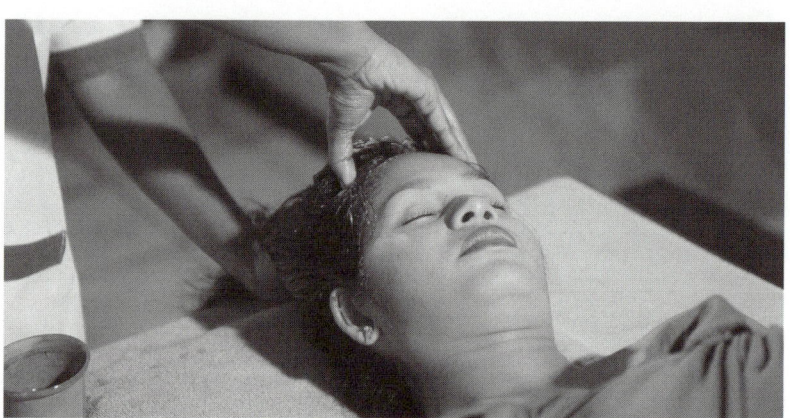

04. 額の生え際あたりから頭頂に向け、拇指と他の4本の指で頭を挟むようにして圧する

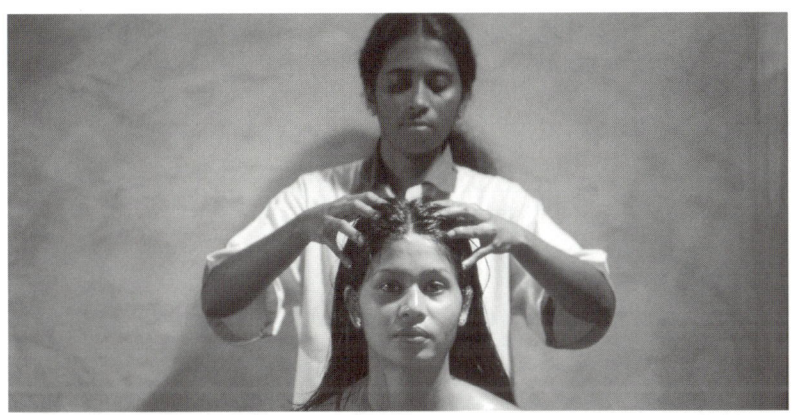

05. 5本の指を広げ、腹を使ってジグザグに、生え際から頭頂、上から下へと頭全体をマッサージする

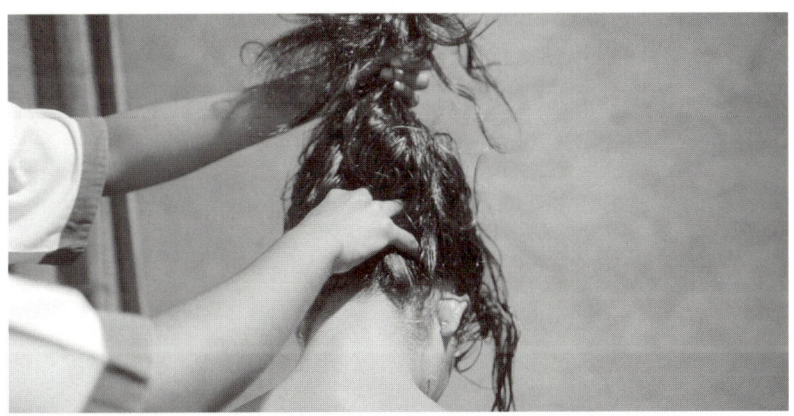

06. 左手で髪をかき上げ、後頭部を首から頭頂にむけ、指の腹でマッサージする

Column

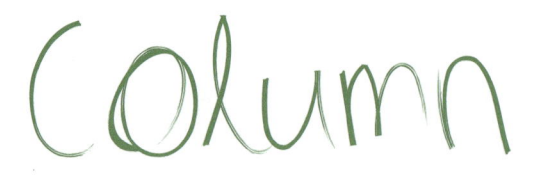

04

妊婦のアーユルヴェーダ
ayurveda for pregnant woman

　スリランカの人たちの日常に生かされているアーユルヴェーダは多々ありますが、中でも特に多いのが妊娠中から産後にかけての時期で、子供を産んだ女性が産後の安全と健康、そして子供の健全な成長のために、母親や姑たちから受ける教えの多くがアーユルヴェーダに基づくものです。たとえば、

- 健康によい食物、飲物をとる
- 早足で歩いたり走ったりしない
- 夜、外を出歩かない
- 雨の日や夜遅い時間に、冷たい食物をとるのは避ける
- 自然に反する食べ物（季節外のものなど）を避ける
- 果物やジュースを飲む（ただしパイナップル、パパイヤを除く）

などがあり、これらは産後3カ月ぐらいまで適用されます。家庭での教えは今でも広く一般に行われ、特に精神的な健康に大きな注

意が払われます。出産が近づく頃になると、妊婦の家では安産を祈願しお坊さんを招いてお経を唱えてもらう習慣があり、陣痛がおきている女性には、魔力をもつというキングココナツジュースを飲ませるとよいと言われます。

　出産直後に薬草の水を浴びること、ハーブのバスに入ることも一般的に行われます。母親には特別の食事が与えられ、「温」と「冷」のバランスがとれた食事が免疫力を高めると考えられています。母親が「温」の食物をとるようにすると、子供も病気にかかりにくくなるといいます。

　また、アーユルヴェーダの薬は赤ちゃんにも使われます。金の指輪に母親の母乳を少量つけ、それを赤ちゃんに飲ませると、子供に免疫力をつけると信じられています。「ウラベス」という薬も古くからのものです。薬草を石ですりつぶし、赤ちゃんの舌にのせます。子供の便秘や消化不良といった不調を予防するといいます。

　スリランカの人たちにとってのアーユルヴェーダは、生まれたときから死ぬまで、自分達を病気から守ってくれる医療なのです。

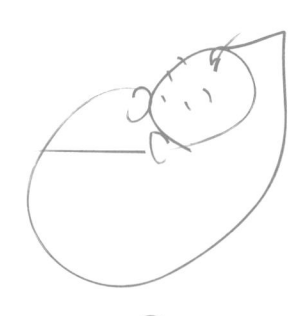

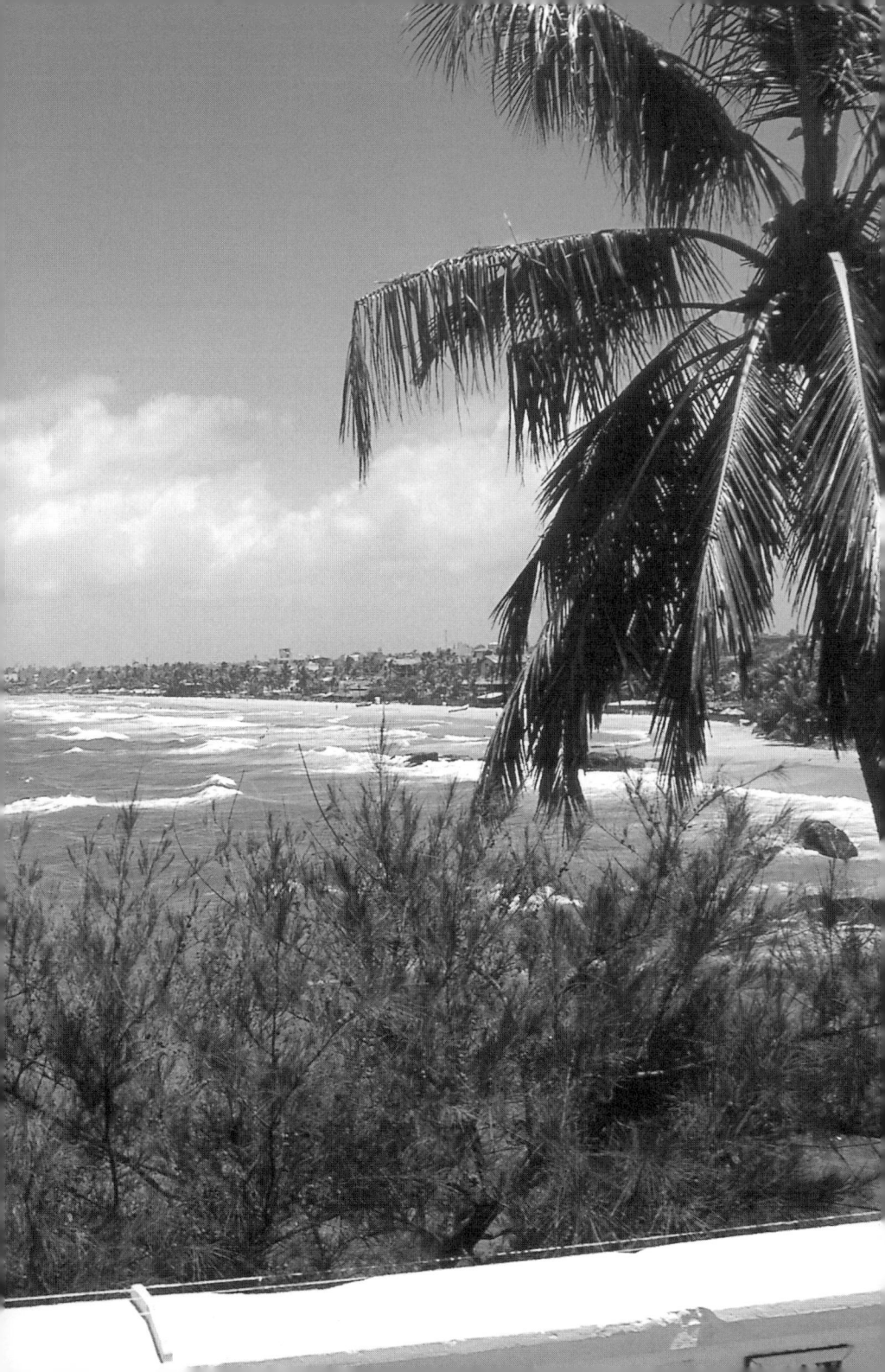

Chapter5
スリランカ式アーユルヴェーダ

インドで生まれ、スリランカで熟成された
「スリランカ式アーユルヴェーダ」の本場である、
スリランカの現状についてご紹介します。

スリランカのアーユルヴェーダ事情

　インドで生まれ、スリランカで熟成された「スリランカ式アーユルヴェーダ」。スリランカではシンハラ民族の伝承療法と融合し、独自のアーユルヴェーダが展開されています。

　スリランカはインドの南に位置し、紀元前6世紀に遡る歴史をもちます。65,525km^{2}の国土と人口1,850万人の国であり、シンハラ族74％、タミール族18％、イスラム族7％、その他1％に代表される多民族国家です。

　「アーユボワン」——スリランカでは出会った人に胸の前で両手をあわせ、こう挨拶します。「おはよう」「こんにちは」をあらわしますが、本来は「長生きできますように」という意味があります。「長寿」、それはアーユルヴェーダの第一の目的です。日常かわす挨拶の言葉にもその願いがひそむほど、アーユルヴェーダはスリランカの人々の生活にしっかりと根付いています。アーユルヴェーダはインド、スリランカをはじめとして、ネパール、バングラディッシュ、パキスタンなど、東南アジアの広範囲な地域で実践され、タイやインドネシアの医療にも影響が見られます。

　政府にはアーユルヴェーダ省があり、アーユルヴェーダの病院、

大学、専門学校、研究機関、製薬会社などが国営で運営され、スリランカのアーユルヴェーダは国の管理下で守られています。

スリランカのアーユルヴェーダの歴史

　スリランカのアーユルヴェーダの歴史は建国伝説にもかかわり、また仏教との結びつきも強くあります。スリランカの人たちの敬虔な仏教心が、スリランカのアーユルヴェーダを特徴付けている点が少なくありません。伝説では、インドラ神からアーユルヴェーダの教えを授かり、ヒマラヤの麓で開かれた聖者（リシ）の会議に集まった52人のメンバーの1人は、スリランカの聖者だったといわれています。

　史書によれば、紀元前4世紀頃スリランカに最初の病院が建てられ、そこからスリランカのアーユルヴェーダの歴史が始まりました。北インドからの侵入者が持ち込んだと考えられるアーユルヴェーダは、その土地にもともと住んでいた人々の伝承的な医療と融合し、スリランカ独自のものとなったといわれます。古い病院の跡地がアヌラーダプラやポロンナルワの遺跡に残り、そこで手術用具まで発見されているところから、当時から既に外科手術が行われていたことも立証されています。以来、発達を続けていきますが、長年の間にシッダ医学、ユナニ医学などのインドやイスラム諸国の医療の影

響を受け、さらに変化を遂げてきました。
　16世紀以降、スリランカは西欧諸国の強い圧力を受けることになりますが、当初の支配国は、国の資源には興味を持ったものの、医療制度に関してはほとんど見向きもしませんでした。従って、伝承医学はさほど外圧の影響も受けず、継続されて行きました。
　しかし、19世紀全土を支配したイギリス人によって、スリランカに西洋医学が意図的に導入されました。駐留軍の軍事及び行政目的に医療制度の整備を手がけ、1858年民間の厚生局を設立、病院や薬局のネットワークを広げ、1877年西洋医学が国家の医療制度として導入されました。結果として、1948年英軍が撤退し独立を勝ち得た後も、スリランカの医療は対処療法である西洋医学が主流として残りました。
　一方、自由化運動が活発になるに連れ、スリランカ伝承医療の再起運動も活発化します。国のルーツや伝統への関心が地方から高まり、伝承医療に対する意識もその流れの中で高まってきます。結果、地方の医療関係者や政治家によって、20世紀前半に多くの団体・機関が設立されました。1926年、憲法議会で伝承医療の実施に向けた提案を具体化するための委員会設立が採択されます。伝承医療諮問委員会が設立され、1929年、アーユルヴェーダの病院が国の中心地（コロンボ）に設置されました。伝承医療復活の始まりです。伝承

医療が合法的かつ科学的なシステムとして正しく実施されるためには、政府の支援を受けるべきだという気運も高まります。

1957年、アーユルヴェーダを奨励する新たな政府機関が設置され、1961年にはアーユルヴェーダ法No.31が制定されます。伝承医学が西洋医学と並列にある医療システムとして位置付けられ、アーユルヴェーダは「シッダ、ユナニ、デシア・チキッツァの薬品、手術および、その他アジア諸国特有の医療の総称」として定義されました。これよりシッダ、ユナニ、デシア・チキッツァ他、アジア諸国における伝統医療が、全てスリランカで認知されたことになります。

さらに重要な出来事は、伝承医療部門が、アーユルヴェーダ省として発足されたことです。2003年10月現在、スリランカ政府におけるアーユルヴェーダ関連の組織図は以下の通りです。

スリランカのアーユルヴェーダ組織図

```
                    MINISTRY OF INDIGENOUS MEDICINE                    Ministry of Higher Education
                    Minister   Secretary                                          │
                    Additional Secretary   Assistant Secretaries          University Grant Commission
         │                      │                      │                          │
    SriLanka              Ministries of            SriLanka              University Institute of
    Conservation      Indigenous Medicine         Ayurvedic               Indigenous Medicine
    and Sustainable      of Provincial         Drug Corporation                   │
    Use of Medicinal       Councils              Chairman                 Teaching Hospitals
    Plants Project         Minister            Board of Directors                 │
                          Secretary                                      Ayurveda Research Institute
                              │                      │                           │
                              │           Department of Ayurveda         National Institute of
                              │           Commissioner of                Traditional Medicine
                              │               Ayurveda
                              │           Deputy Commissioner
                              │         Assistant Commissioners    →   Ayurveda Research Committee
                              │                      │                  Ayurveda Medical Council
            Provincial Commissioners of Ayurveda                        Ayurveda Hospital and Education Board
                              │                                         Ayurveda Formulary Board
            Island wide Ayurveda Curative Service Hospital System
```

19世紀から20世紀、世界的に医療システムは伝統療法から現代医療に変わり、今世紀の間、重要な位置を占めてきました。スリランカも例外ではありません。しかし、スリランカでは自然のハーブをいろいろな病気の治療や予防に使うことは古代より生活に根付き、ハーブの葉や根、花、樹皮などで作られた薬が多くの病気の治療に使われてきました。ヨーロッパの指導者から西洋医学が紹介されるもとでも、伝承療法は途絶えることなく生き残ってきました。

　近年、代替療法、補完医療が注目される中、医療は統合医療へと向かっています。実験と研究を通じてかたちを変えながら、日に日に、新しい形で社会に浸透しています。しかしスリランカでは、遙か昔から、現代医療（西洋医学）とアーユルヴェーダ医療、そして民間療法としてのアーユルヴェーダ、これらが医療機関、家庭との間ですみ分けられています。近代技術はアーユルヴェーダにも新しい道を開いています。科学的な価値、学術的側面、安全性といった面から、今日の学者たちから大変注目を浴び、世界中に広まっています。アーユルヴェーダは真の科学であり、安全な医療であり、哲学です。アーユルヴェーダの未来は明るいでしょう。

仏教とのかかわり

　からだに問題があっても心に問題があっても病気になります。か

らだと心、病気の治療にも2つの側面があります。からだの問題は、食事やハーブを使った薬などでドーシャのバランスをとることで解決できます。

では、心の問題はどうでしょう。スリランカではその治療法として、ブッダの信仰、悪魔祓いなどの儀式があります。例えばボッディプージャ（Bodhipuja）という儀式があります。菩提樹の下をきれいに掃き清め、水をかけるという幸運祈願ですが、これもそのひとつ、心をきれいにするための行いです。

「悪魔祓い」の儀式

スリランカには、特に南部の地域を中心に伝わる「悪魔祓い」という儀式があります。神経症、心身症、引きこもりやウツ、登校拒否など、精神面での疾患、原因不明の病に悩む患者に一夜をかけて行われます。専門の技術者が様々な仮面をつけた複数の悪魔となって登場し、患者と問答を繰り返します。患者が抱える問題を悪霊として呼び出すことで客観視させ、患者の現実についての考え方を変えさせ、能動的に力を発揮する自立した主体となることを促します。

自然治癒力を引き出す大いなる「癒し」です。こういった呪術的な行為を通じて日常とは別次元の実在を確認することは、自然の中の目に見えない力を意識することにもつながります。

スリランカのアーユルヴェーダ　料理編

アーユルヴェーダ・ハーバルスープ

　アーユルヴェーダでは、日常の過ごし方の中でも特に「食事」のとり方を大切にし、季節や体質にそったいろいろな教えがあります。スリランカの食生活にも、むろんその教えは綿々と生かされ、意識することなく取り入れられています。「カンダ（Kanda）」と呼ばれるスープもそのひとつです。カンダはスープというよりはお粥のようなもので、温かいものを朝の食事としてとります。スリランカでは「母乳の次にからだによいものはお粥」といわれるほどですが、消化もよく、朝食にふさわしいメニューです。

　ウエルペネラ（ムクロジ科）、ゴートゥ・コーラ（セリ科）、ハータワリヤ（ユリ科）など、様々なハーブが使われ、これらのハーブはサラダなどで食べることもある、どれも作用の穏やかな栄養のあるハーブです。

ハータワリヤのハーバルスープ

　材料

　●ハータワリヤ　●ニンニク　●米（赤米）　●ココナツミルク
　●塩　●ブラックペッパー

作り方
① 赤米は洗ってふやかしておく
　ハータワリヤはミキサーでジュースにする
② 用意した赤米を水ごと鍋に入れ、小さじ1杯の塩を加える
③ ふたをして粘り気が出るまで煮る（5～6分）
④ やわらかくなったらニンニクのスライスを入れる
⑤ ブラックペッパーを加える
⑥ 水を加えて煮る
⑦ ハータワリヤのジュースを加える
⑧ 最後にココナツミルクを加え、塩加減を整える

　ハータワリヤのスープはからだを強壮し、血をきれいにする効果があります。冷却作用があり、ピッタの乱れに悩む人に効果的です。利尿作用があり、水分をあまりとらない人にもよいでしょう。ウエルペネラのスープは精力剤にもなるといわれ、スリランカでは若い男性に好まれます。
　コレステロール値が高いなど脂質を控えている人は、ココナツミルクを省いてもかまいません。ハーブの香りが強く、まさに薬膳スープといった味ですが、ニンニクを強くすると味もおいしくなり、より精力がつきます。

スリランカのアーユルヴェーダ　薬編

　アーユルヴェーダの薬は、植物、鉱物、牛乳、山羊の乳、蜂蜜などを原料として作られます。古くはお寺のお坊さんが医者の役目もし、処方も行い、薬もそこで作られました。中世ヨーロッパ修道院に薬草園があったのと同様です。処方は門外不出で、限られた人しかわからない、もしくは自分だけの秘伝であったところも似ています。そのため、今でもアーユルヴェーダの処方はあまり明確に伝承されていないことが少なくありません。

　昔の医師たちは患者に薬のためのハーブを自分で採取して使うよう指示することもありました。その際、同じハーブでもある時は木の東に伸びる根を採る、またある時は南に伸びる根を選ぶよう細かい指示がされました。患者には薬効のためのように思われましたが、医師は植物を根絶やさないよう守ること、環境保護までをきちんと考えていたのです。薬効のある植物に人気が集中し、乱伐による絶滅の危機に騒ぐ現代のようなことなど決してありませんでした。

母から子への民間療法

　アーユルヴェーダの薬にはどんなものがあるでしょうか。スリラ

ンカでは、植物の95％以上には食品もしくはアーユルヴェーダ的な価値があると考えられています。
　スリランカの人々にとって、アーユルヴェーダの薬は特に医薬品として分類されるものではなく、日常生活の一部です。摘んで来たハーブをそのままお風呂に入れ沐浴したり、すり潰して湿布にしたり、乾燥ハーブを煮出してお茶にしたりといったことがすべて薬であり、各家庭の薬箱には常備薬として丸薬やハーブオイルが置かれています。
　ハーブは、時には摘み立てのものを生で、時には乾燥したものを、と目的に応じて使い分けます。生のハーブは、庭の片隅や近くの山に自生していたり、栽培したものを摘んで来ます。こんなふうに誰もが気軽に摘んで来て使うハーブは、効き目が穏やかで広範囲な作用があるものです。
　使い方は、母から子へと民間療法、ホーム・レメディーとして伝えられ、たとえば風邪や食べ過ぎにジンジャーを煮出してお茶にしたり、頭痛やリウマチの痛みにエンダル（トウダイグサ科）の葉をはったり、血液を浄化するためにゴートゥ・コーラをお粥にしたりというように、スリランカでは第一のケアとしてホーム・レメディーがとても重視されています。

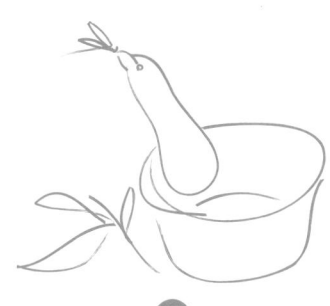

アーユルヴェーダ調剤薬局

　街中にはアーユルヴェーダ薬専門の薬局もあり、治療のためのドライハーブが売られています。漢方でいえば生薬にあたります。コロンボにはアーユルヴェーダ・ハーブ専門の市場があり、国産はじめインド、中国など様々な国のハーブが山積みにされ、薬局や病院を開業する人たちがここに集まります。

　アーユルヴェーダの調剤薬局には医師か薬剤師が常駐し、患者はそこで症状を伝え、その場で処方してもらいます。必要に応じて脈診、血圧の測定なども行います。治療や予防のためのドライハーブが量り売りされ、用法なども指導されます。

　薬局では、ハーブの他、丸薬、ハーブオイル、薬用酒、粉薬など、さまざまな薬を扱います。内用、外用があり、単独でなく多くのハーブが配合され、症状にあわせて調合されています。

　スリランカ最大の製薬会社も国営で、主に国営の病院で使用するための薬が作られますが、民間の市場に並ぶものもここで多く製造されています。

新しいアーユルヴェーダ

　しかし、最近は伝統を大切にするスリランカでも生活スタイルは変わってきています。コロンボのような都市周辺では野生のハーブ

を見かけることも少なくなりました。
　また生活が多忙になり、ハーブを煎じる時間をもてない人も少なくありません。同時に薬も即効性のあるものが求められるようになりました。そこで最近増えてきたのが、サプリメント（カプセルまたはピル）やパウダー、ティーバッグスタイルのハーブティーなどです。
　さらにエキスを配合した石鹸やシャンプー、化粧品なども見かけます。伝統的な処方が、近代的で合理化されたものに押しやられながらも、しっかりと途絶えず生き残り続けているのは、何よりも人々がその価値を知り、効果を認めているからでしょう。

スリランカのアーユルヴェーダ　セルフケア編

　日常におこるちょっとした不調のセルフケアとして言い伝えられる、いわば「おばあちゃんの知恵袋・スリランカ版」です。

●**風邪のひき始め**
　細かく刻んだジンジャーをカップ3杯の水で煮立て、カップ1杯分まで煮つめたものを朝晩飲みます。痛みがある時はニンニクを加えるとよいでしょう。

●**咳**
　ジンジャーの絞り汁大さじ1／2、ライムジュース大さじ1／2に蜂蜜を加えたものを飲みます。

●**風邪以外のノドの痛み**
　お湯に塩を入れたもので1日3回、ノドを洗います。

●**下　痢**
　お米の粉をローストし、コーヒーにしたものを1日4回、カップ1／2を飲みます。

●**便　秘**
　水を1日4杯飲みます。パパイヤのサラダ、モンキーバナナもとります。

● 頭　痛

　オリーブオイルにレモンジュースを混ぜたものでマッサージします。

● 腰　痛

　ニンニクをボイルしたものを１日２回飲み、温かいご飯を布に包んで腰にあてます。

● ニキビ

　ターメリックと白檀のパウダーをペースト状にねったものを塗布します。

● ヤケド

　アロエの葉肉のゲルにターメリックを少量混ぜたペーストを塗布します。

● 花粉症（カパの憎悪）

　寝る時も帽子をかぶるなど、頭を冷やさないようにし、バナナ、パパイヤ、アボカド、ホウレンソウなどは避ける。オイルを使った頭のセルフ・マッサージも行います。

● 口の清浄

　朝の日課にもあるように、アーユルヴェーダでは口腔の清浄をとても重視しています。口は、健康のために大事な食物を摂取する入り口です。アーユルヴェーダが重視する消化と排泄の第一関門で、まずここでしっかりと咀嚼(そしゃく)が行われなければなりません。そのため

にはしっかりした歯と歯茎が必要です。具体的な清浄法としては、炭を粉に挽いたものを使い、舌を指でマッサージします。

　食物のラサ（味）を感じとるには味覚が敏感でなければなりません。アーマ（毒素）がたまると舌にコケのような異常が現われ、本来のラサを感じとることが出来なくなります。

　舌は味覚を感じとる重要な器官であり、とても大事にされます。スリランカでは舌の浄化は指を使って行い、タングスクレイパーのような器具や、木の枝を使って舌の苔をこすりとるような習慣は、あまり見かけられません。

●疲労回復

　ジンジャーとコリアンダーを煎じたハーブティーを飲み、免疫力を強化して感染症を予防します。

●食欲増進

　ナツメグをすりおろし、ライムジュースを加えたものを、腹痛、吐き気、食欲のない時に摂取します。

スリランカのアーユルヴェーダ　医師編

　現代医学の診察では機械に頼る検査が先行します。しかし、アーユルヴェーダでは医師が患者の手を握ることから始まります。両者の力が一緒になり、アーユルヴェーダの医師は患者の心の中にまで入り込むことができます。古くはお寺のお坊さんが医者の役目もし、修行にアーユルヴェーダの勉強も含まれていたといいます。

　昔はアーユルヴェーダ医は世襲制で、現在でも医師含め関わる薬剤師、パンチャカルマなどの仕事に就く人たちにはそのなごりが見られます。私の知る限り、スリランカで出会ったアーユルヴェーダ関係者たちは、お父さんやお祖父さんも医師、中にはお母さんも医師という人たちがほとんどです。かつてはその知識や技術も世襲で、医師の家に生まれただけで開業できてしまうような風潮もありましたが、現在は、正式な機関で教育を受けた者だけに免許が発行されます。ただ、家業として教育を受けた人を対象とする学校もあり、履修時間数の免除などの優遇が行われています。

　スリランカでは西洋医学を行う病院とアーユルヴェーダの病院が共存します。主流は西洋医学の病院になりますが、人々は病気の種類や程度によって、双方を上手に使い分けます。急性の疾患や手術

が必要なケガなどは西洋医学の病院に行きますが、治療が長期にわたったり、慢性の疾患についてはアーユルヴェーダの病院を訪ねます。まずは西洋医学で細かい検査などを行い、そこで受けた診断書を持って、実際の治療はアーユルヴェーダという場合もあります。

アーユルヴェーダの病院にも、アーユルヴェーダ省直轄の国営病院と民間で経営されるものがあります。国営の病院であれば治療費も薬代も国から負担され、無料で治療が受けられます（西洋医学の病院も国営は無料）。中央と地方9地域ごとに中心となる大きな国営病院が設置されています。民間のアーユルヴェーダ病院はクリニックといった雰囲気で、さほど規模は大きくありませんが、施設は比較的新しく清潔、治療費は高額です。例えば妊娠した時、手軽さという面からまずは民間のアーユルヴェーダ病院を訪れます。しかし、いざ出産というと、規模も大きく、総合的な設備のある国営アーユルヴェーダ病院に行くそうです。医師も複数いるし、万一、何か異常があった時の対処もスムーズと考えるからです。

キャンディ郊外にあるセントラル地区中央病院、パレッケアーユルヴェーダ病院（Ayurveda Hospital PALLEKELE）を訪ねました。1978年設立の国営病院です。50人の医師と60人のスタッフが働き、ベッド数100台、平均80人の入院患者がいます。外来のための診察室が8部屋、いろいろな問題を抱えた患者達が相談をしに集

まります。アーユルヴェーダの医師は内科、外科から眼科まで、基本的にはすべてを診ます。国営なので診察、薬、入院（食事代などを含む）もすべて無料です。原則として日曜日は休診ですが、医師たちはほとんど休みなく、1日4時間から8時間は働くそうです。

パレッケレ病院はキャンディの中心地から車で1時間ほど行った、林に囲まれる閑静な場所にあります。周囲には野生のハーブも繁り、敷地内にも栽培されます。病院の中には調剤部門もあり、粉薬からアリスタヤ（薬草酒）まで作ります。ハーブを刻み、煮つめ、約1カ月間熟成させるといった一連の作業がここで行なわれています。医師の処方のもと、ここで作ったもの、もしくは国営の製薬工場で作られた薬が使われます。

アーユルヴェーダ医師の診察は脈診から始まります。症状によって聴診器をあて、血圧も測ります。診察室にあるのはテーブルと患者と医師が座る椅子、横たわるためのベッド、それだけで、医師と患者の会話の中ですべての診察が行なわれます。検査のための機械や消毒薬の匂いもありません。どこからか漂ってくるのは、生薬のようなハーブを煮出した香りです。診察が終わると、患者は両手を合わせ、医師に感謝して帰ります。病院の入り口や片隅には必ずブッダの絵や像があり、医師や働くスタッフも朝夕必ずお参りします。病院でありながら、お寺のような心鎮まる空気を感じました。

Column

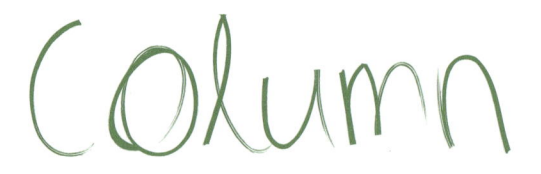

05

リゾート
Tree of life

「アーユルヴェーダをリゾートとして体験する」──アーユルヴェーダ生活術の新しい提案です。治療のため、ヘルスケア、病気の予防や長寿のため、アーユルヴェーダは家庭もしくは病院で提供されてきましたが、健康のためのアーユルヴェーダはリゾートとしての価値も十分あります。「美」「癒し」「自然」をキーワードに、アーユルヴェーダはさらに多くの人に親しまれていくことでしょう。

　リゾートとしてのアーユルヴェーダの提供を、いち早く手掛けてきたのが「Hotel Tree of life」です。古都キャンディの中心地から車で約20分、植物の豊かな小高い丘の頂上にあるこのホテルは、360度のパノラマ、周囲は生い茂る木々と紅茶畑のみといった天空のオアシスです。

　私は年に数回このホテルを訪ねます。ホテルのある村の名前、ヤハラテナは「親しい人の集まる場所」という意味。明眸皓歯のスタ

ッフの笑顔に迎えられると、まるで故郷に帰ったような心地になります。草木がおりなす緑の絨毯、奥深く樹々に包まれた山々、鳥の囀（さえず）りなどを感じながら、都会の喧騒、日々の雑事から離れ、本来の自分を取り戻しゆったりとした時間を過ごすことができます。

　自然な自分、本当の自分に目を向けることはアーユルヴェーダの基本でもあります。「Hotel Tree of life」の恵まれた環境の中でのアーユルヴェーダ体験は、心身の極上のリラクゼーションです。

　ここには、専任アーユルヴェーダ医師、ウィマル・ピヤティラカ氏が常駐し、医師のコンサルテーションを受けてトリートメントが行われます。そしてこのヘルスケアセンターのお勧めは、特別の土と蜂蜜を塗り固め、秘伝の手法で作られた土壁のハーバルサウナです。全身にオイルを塗り、敷きつめられたスパイスとハーブの香りに包まれていると、たっぷりの汗と共に心身のストレス、雑念が浄化されていきます。

　マッサージを受ける間も、聞こえてくるのは風と木々の葉ずれの音のみ。トリートメントはどこでも受けることは可能ですが、この環境、この空気、ヤハラテナならではの至福の体感です。

●Hotel Tree of life
Address：Yahalatenna,Barigama,Werallagama,Kandy,Sri Lanka.
TEL：94-81-2499777
FAX：94-81-2499711
URL：www.hoteltreeoflife.jp
　　（英語ページURL：www.hoteltreeoflife.com）
※日本でのインフォメーション ...... 株式会社生活の木 トラベルデスク TEL：03-3409-1900

AYURVEDA
Herbal Oil
VATA

This oil could be externally applied for aches and pains in any part of the body. It specially helps to relieve aches and pains related to Cardio Vascular problems. By regular massages it relieves discomforts in Paralytic conditions and strengthens your Nervous System.

Batch No. 170 ml
Specially manufactured for Tree of Life by P.A. Herbal Industries.

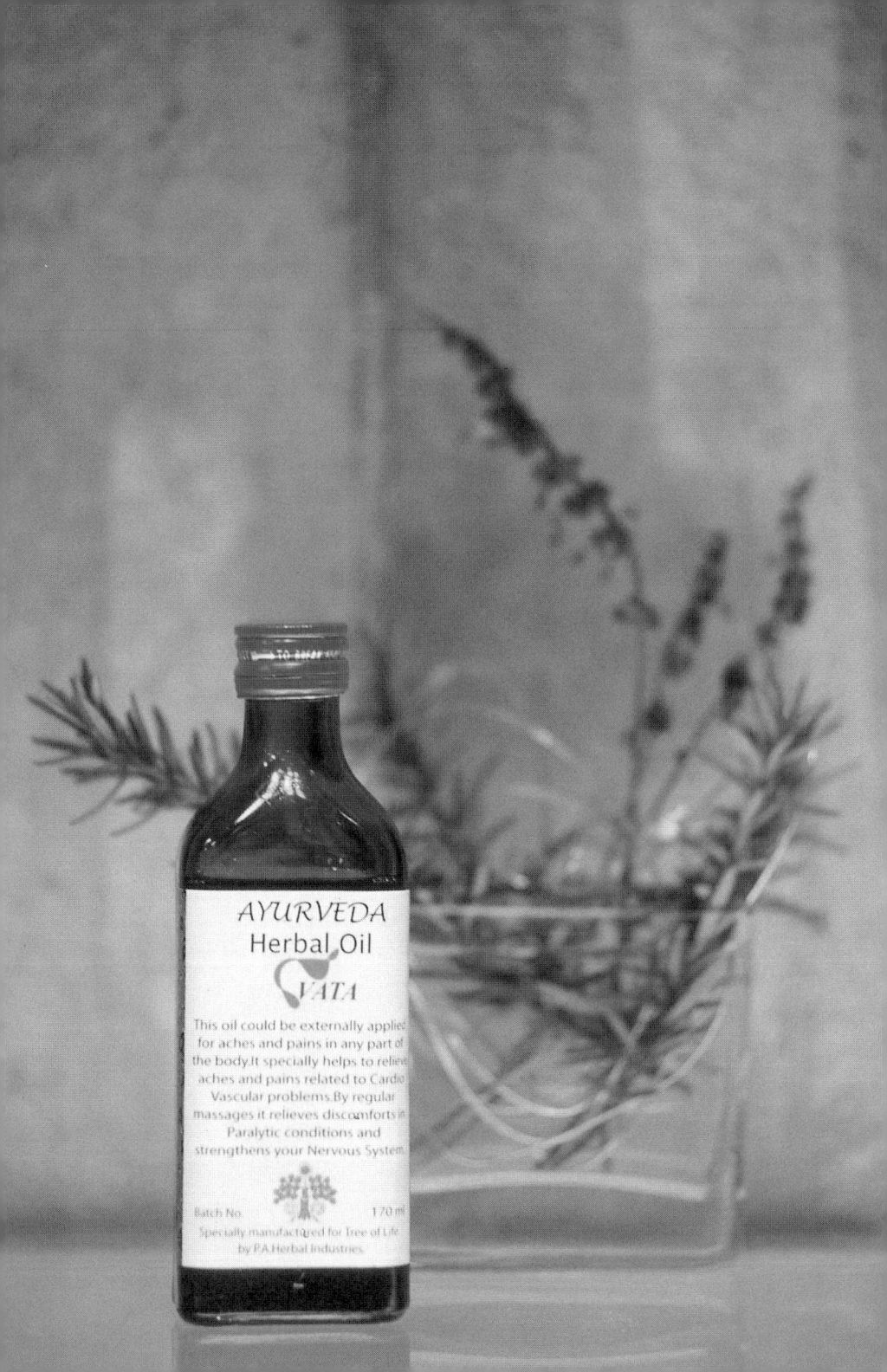

Chapter6
日本アーユルヴェーダ普及協会

国内で唯一スリランカアーユルヴェーダ医学協会に認可される日本アーユルヴェーダ普及協会奨励テストを掲載。ぜひ、皆さんもチャレンジしてみて下さい！

日本アーユルヴェーダ普及協会(JAPA)について

　西洋医学の限界、副作用問題が叫ばれる中、5000年の歴史を誇る伝統医療アーユルヴェーダは、西洋医療に対して代替医療の最たるものとして注目されています。

　代替とは西洋医学に取って代わるという意味にもとられてしまいますが、現在では西洋医学のみならず東洋医学などの伝統医療も含めた、文字通り代替だけにとどまらず、それぞれが相補・補完しあう医療、すなわち「統合医療」の時代へと一歩進み、アーユルヴェーダもその重要な担い手となっています。

　心の問題を重視し、日常のライフスタイルの改善を通して健康を増進させるというアーユルヴェーダの思想は、まさに現在厚生労働省の推進する「健康日本21」に通ずるものがあります。

　厚生労働省では、健康の増進や発病を予防する「1次予防」（健康増進に努め、病気の原因を予防・改善すること）を強力に推進すべきとし、平成12年度より、21世紀における国民健康づくり運動（健康日本21）として提唱しています。

　病気にならないからだをつくる予防医学を治療と同じぐらい大事と考えるアーユルヴェーダは、肉体と精神を分ける二元論的な西洋

医療に対し、心と体を一体のものと見なす東洋思想の一元論的な世界観を持ちます。これは、自分の健康は自分で守るこれからのセルフメディケーション時代に、最もふさわしい医療のひとつといえるのではないでしょうか。

　日本アーユルヴェーダ普及協会（通称JAPA）は、自己管理はもとより、家庭での健康管理、家庭医学としてのアーユルヴェーダの普及をめざし、スリランカアーユルヴェーダ医学協会（SLAMA）の協力のもと設立される非営利団体です。

　スリランカアーユルヴェーダ医学協会は、スリランカ国民の健康の向上を目的とするスリランカ政府認定の組織団体で、アーユルヴェーダはじめ、シッダ、ユナニならびにスリランカ土着の伝承医学等を包括する伝統療法を、国家的に強化し、高水準の医療システムとして実現することを目指しています。

　JAPAはこのSLAMAの日本における唯一の団体としても認可され、日本におけるアーユルヴェーダ振興のための協力が実施される予定です。

　ここに、「日本アーユルヴェーダ普及協会」設立の目的と活動の概要をご紹介しておきましょう。

日本アーユルヴェーダ普及協会
(Japanese Association for Promotion of Ayurveda　通称JAPA)

目的
●5000年の歴史を持ち、スリランカでIndigenous※な医療制度（ISM）として認可され、ホリスティックな伝統療法であるアーユルヴェーダを、21世紀における日本人の健康管理、補完療法、セルフメディケーションの一助となるべく正しく伝播し、厚生労働省の奨励する「健康日本21運動」の一環と位置づけ、普及活動を行うものである。

●法を順守し、アーユルヴェーダの大きな側面である、日常生活における健康法としての考え方を主として普及するものである。

●最愛なる家族には家庭医学として、また個々人にとっては生活医学としての認知を促がし、人生の医学としての利用をも促がすものである。

●アーユルヴェーダを普及することにより、日本とスリランカの相互理解と、より深い真の友情を構築するものである。

※Indigenous……土着の、その土地の

普及内容

- アーユルヴェーダの総合理解を促がす。
- 自己の体質、状態の現状把握を促がす。
- 日常生活におけるアーユルヴェーディックな留意を促がす。
- アーユルヴェーダトリートメントを促がす。
- アーユルヴェーダマッサージを促がす。
- よりよく生きるための一手段としてのアーユルヴェーダの普及を促がす。

活動内容

- 日本アーユルヴェーダ普及協会設立。
- ニュースリリース、記者発表、ホームページ開設。
- パンフレット作成、配布。
- アーユルヴェーダ紹介書籍出版、啓蒙。
- アーユルヴェーダ講座開講、普及。
- スリランカアーユルヴェーダ研修旅行。
- アーユルヴェーダセミナー、講演会開催。

日本アーユルヴェーダ普及協会奨励アチーブメントテスト

　いかがでしょう、本書はあなたのアーユルヴェーダへの見聞を深めるお手伝いができましたでしょうか？
　ここに日本アーユルヴェーダ普及協会の奨励するアチーブメントテストをご紹介します。あなたのアーユルヴェーダへの認識度チェックにご活用いただければ幸いです。
　どうぞ、ご挑戦下さい。
　回答は生活の木ホームページにて発表させていただきます。
　(生活の木ホームページ　http://www.treeoflife.co.jp)

問題　1　用語に関する知識

あてはまる言葉を（　　）に入れてください。

01. アーユルヴェーダとはサンスクリット語で（　　　　）という意味である。
02. （　　　　　）はサンスクリット語で「病素」「不純なもの」の意を持つ。
03. アーユルヴェーダのいう5元素とは（　　　　　）「風」「火」「水」「地」である。
04. 消化が上手く行なわれないと、（　　　　）が体内に蓄積する。
05. 温性、冷性、重性など、自然の基本的な性質を（　　　　　）という。
06. からだを構成する7つの組織を（　　　　）という。
07. （　　　）とは意識と物質の接合点である。
08. （　　　）とは消化の火である。
09. （　　　）とは「オイルをからだに塗る」という意味がある。
10. 「5つの行為」を意味する浄化法を（　　　　　）という。
11. （　　　　）とはアーユルヴェーダの説く季節の過ごし方の教えである。
12. （　　　　）は「体質」、「自然」という意味を持つ。

13. （　　　　）とはサンスクリット語で「味」を意味する。
14. アーユルヴェーダの説く1日の過ごし方が（　　　　）である。
15. スネハナとは（　　　　）のことである。
16. ハーバルスチームなどの発汗法を（　　　　）という。
17. サットヴァ、ラジャス、タマスは心理的（　　　　）とよばれることもある。
18. 中医学での「気」にあたる、「生命力」をあらわすのが（　　　　）である。
19. 中医学の「経絡」にあたる、からだを構成する多くの経路を（　　　　）とよぶ。
20. パンチャカルマを行なう準備として行なう前処置を（　　　　）という。
21. パンチャカルマでいう5つの出口とは、鼻、口、（　　　　）、小腸、大腸である。
22. パンチャカルマには、ナスヤ、ヴァマナ、ヴィレーチャナ、（　　　　）、ラクタモークシャがある。
23. ラクタモークシャは日本語で（　　　　）という。
24. アーユルヴェーダの有名な古典はチャラカ・サンヒターと外科医の著した（　　　　）である。

25. ハーブを搾ったものを発酵させて作るアーユルヴェーダの薬用酒を（　　　　）とよぶ。
26. からだを構成する7つのダートゥとは、ラーサ、（　　　　）、マムサ、メーダ、アスティ、マッジャ、シュクラである。
27. アーユルヴェーダでは宇宙をマクロコスモス、人間をその縮小である（　　　　）コスモスと捉えている。
28. ピッタを構成する5元素は「火」と「（　　　　）」である。

問題2　正しいものに〇、間違ったものに×をつけてください。

29. アーユルヴェーダは古代インドの古典ヤジュルヴェーダの一部である。
30. 軽さ・冷たさ・動きを特徴とするドーシャはヴァータである。
31. 伝説上、52人のリシが集まって神からアーユルヴェーダを伝授された場所はヒマラヤの麓である。
32. 消化や代謝に関わるエネルギーは「カパ」である。
33. 重さ・冷たさを象徴し、免疫力を支配するドーシャは「ピッタ」である。
34. ヴァータ体質の人はヴァータ・ドーシャのみを持つ。

35. ドーシャは季節の影響を受ける。
36. 朝7時はヴァータの高まる時間帯にあたる。
37. 夏はピッタが高まる季節で、消化力はくずれやすい。
38. 夜7時はカパの時間で、からだがだんだん重さを感じるようになる。
39. 春先はヴァータが高まりやすいので、花粉症や鼻炎を引き起しやすい。
40. 60才以降はヴァータが高まる時期で、マッサージなどは積極的に受けるとよい。
41. トリ・ドーシャタイプは最もバランスのとれた体質で、バランスは崩れにくい。
42. 体質は生まれた時に決定され、変わることは決してない。
43. ピッタのバランスをとるには、ピッタのもつ性質と反対のものを摂るとよい。
44. カパ体質は一般に情熱的で、知性派、経営者や政治家に向くタイプである。
45. カパ体質は一般に疲れやすく、必ず昼寝をするようにすすめられている。
46. ヴァータ体質は一般に温かく甘いもの、蜂蜜入のホットミルクなどを摂るとよい。

47. ヨーグルトやチーズなど、酸っぱいものはピッタ体質、ピッタの季節は控えめにするとよい。
48. ピッタ体質は一般に食べるのが早く、食欲も変化しやすい体質である。

＜回答欄＞

01.	02.	03.	04.
05.	06.	07.	08.
09.	10.	11.	12.
13.	14.	15.	16.
17.	18.	19.	20.
21.	22.	23.	24.
25.	26.	27.	28.
29.	30.	31.	32.
33.	34.	35.	36.
37.	38.	39.	40.
41.	42.	43.	44.
45.	46.	47.	48.

＜日本アーユルヴェーダ普及協会（JAPA）に関するお問合せ＞
日本アーユルヴェーダ普及協会事務局
〒150-0001東京都渋谷区神宮前6－3－8
TEL. 03-3409-1827　FAX. 03-3400-4988

Supplement
ドーシャ・チェックシート

　体質の判定法はいくつかあり、医師の診断による方法もあります。ここでは、自分でタイプを判別することができるドーシャ・チェックシートを取り上げますので、ぜひ活用してください。

　判定法
　161〜163ページのチェックシートにある質問に答えていきます。幼少時から現在までの自分の状況から判断してください。各質問の合計点数でタイプを決めますが、ヴァータ、ピッタ、カパの3つのうち、一番高い得点、もしくは60点を越える項目がある場合は、それをあなたのタイプとします。ない場合は、3つのタイプの合計点数でそれぞれのタイプ別の合計得点を割り、その数字が0.35以上のものをあなたのタイプとします。

VATA ヴァータ

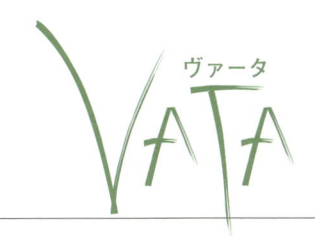

	あてはまらない ←───→ あてはまる
①顔色はつやつやしていますか？	1　2　3　4　5
②体格はほっそりしていますか？	1　2　3　4　5
③髪は乾燥している方ですか？	1　2　3　4　5
④どちらかというと便秘がちですか？	1　2　3　4　5
⑤肌がかさつきやすいですか？	1　2　3　4　5
⑥冷え性で、手足が冷たくなりやすいですか？	1　2　3　4　5
⑦関節が痛むことがありますか？	1　2　3　4　5
⑧雄弁な方ですか？	1　2　3　4　5
⑨持久力はない方ですか？	1　2　3　4　5
⑩意志は強い方ですか？	1　2　3　4　5
⑪よく考え込む方ですか？	1　2　3　4　5
⑫活動的な方ですか？	1　2　3　4　5
⑬気がつかないうちに、ストレスが溜まりますか？	1　2　3　4　5
⑭わがままな方ですか？	1　2　3　4　5
⑮恐怖や悲しみに陥りやすいですか？	1　2　3　4　5
⑯まわりの影響を受けやすく、迷いやすいですか？	1　2　3　4　5
⑰早口でよくしゃべりますか？	1　2　3　4　5
⑱好奇心は強いが、飽きっぽいですか？	1　2　3　4　5
⑲新しい環境に馴染みやすいですか？	1　2　3　4　5
⑳お金を貯めるのも使うのも早いですか？	1　2　3　4　5

計　　　　　点

PITTA ピッタ

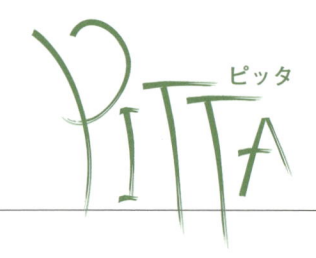

	あてはまらない ◀――――▶ あてはまる
①湿疹など皮膚のトラブルが多い方ですか？	1　2　3　4　5
②からだは毛深い方ですか？	1　2　3　4　5
③髪の毛は茶色い方ですか？	1　2　3　4　5
④からだは温かい方ですか？	1　2　3　4　5
⑤空腹を感じやすいですか？	1　2　3　4　5
⑥汗かきですか？	1　2　3　4　5
⑦汗の臭いが特に気になることがありますか？	1　2　3　4　5
⑧口の中に苦みを感じることがありますか？	1　2　3　4　5
⑨鼻血は出やすい方ですか？	1　2　3　4　5
⑩目つきは鋭い方ですか？	1　2　3　4　5
⑪喉は渇きやすいですか？	1　2　3　4　5
⑫すぐイライラしてしまう方ですか？	1　2　3　4　5
⑬攻撃的になってしまうことがありますか？	1　2　3　4　5
⑭仕事はテキパキと迅速にこなしますか？	1　2　3　4　5
⑮夏は苦手ですか？	1　2　3　4　5
⑯プライドは高い方ですか？	1　2　3　4　5
⑰他人に同情しやすい方ですか？	1　2　3　4　5
⑱リーダーシップをとることが多いですか？	1　2　3　4　5
⑲完璧主義な方ですか？	1　2　3　4　5
⑳高級品が好きですか？	1　2　3　4　5

計　　　　　点

KAPHA カパ

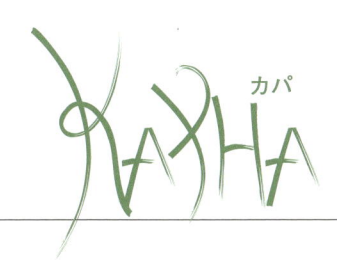

	あてはまらない ⇔ あてはまる
①皮膚はなめらかで色白ですか？	1　2　3　4　5
②毛深い方ですか？	1　2　3　4　5
③髪の毛は黒く、くせ毛ですか？	1　2　3　4　5
④目はパッチリとして目つきはやさしい方ですか？	1　2　3　4　5
⑤太りやすい体質ですか？	1　2　3　4　5
⑥目鼻立ちはハッキリしていますか？	1　2　3　4　5
⑦歩き方はゆっくりで、食べるのも遅いですか？	1　2　3　4　5
⑧歯並びがよく、虫歯も少ないですか？	1　2　3　4　5
⑨化膿しやすいですか？	1　2　3　4　5
⑩めまいを起こしやすいですか？	1　2　3　4　5
⑪消化は悪い方ですか？	1　2　3　4　5
⑫眠りは浅く、長い方ですか？	1　2　3　4　5
⑬寒い季節が苦手な方ですか？	1　2　3　4　5
⑭性格はまじめな方ですか？	1　2　3　4　5
⑮正義感が強いですか？	1　2　3　4　5
⑯覚えるのは遅いが、一旦覚えると忘れにくい方ですか？	1　2　3　4　5
⑰お酒は好きな方ですか？	1　2　3　4　5
⑱1つのことに対して、長く続けられる方ですか？	1　2　3　4　5
⑲動き回るのは嫌いですか？	1　2　3　4　5
⑳食べ物に関心が強く、食事にお金をかける方ですか？	1　2　3　4　5

計　　　　　点

参考図書

「PERFECT HEALTH」
Deepak Chopra,M.D.

「The Yoga of Herbs」
Dr.David Frawley and Dr.Vasant Lad

「なぜ人は病気になるのか」
上馬場和夫／出帆新社

「新版アーユルヴェーダの世界」
幡井勉／出帆新社

「現代に生きるアーユルヴェーダ」
児玉和夫訳・幡井勉監修／平河出版社

あとがき

　アーユルヴェーダ、ギリシャ医学、中医学、ユナニ医学の四大伝統医学の理論には、多くの共通点があり、互いに影響を受けあっているといわれます。インドのアーユルヴェーダがペルシャ経由でギリシャに伝わったとも考えられますが、世界中の数箇所で、ほぼ同時期、同じような考えが出現することがあり、偶然のようですが、それこそが真理だそうです。

　病院とは縁遠い私ですが、偶然にもこの本の準備中、前ぶれもなく極度のめまいに襲われ、一日中起き上がることもできないという経験をしました。症状がおさまり医師を訪ねると、「めまいがしたらすぐこれを飲みなさい」と、すぐ飲めば大事には至らずに済むという薬を処方され、それで終わりでした。まさに対症療法です。私は何故こんな症状が起きたのか、それが知りたかったわけですが、めまいがおさまればそれでよしなのです。おそらく同じような経験を持つ人は少なくないのではないでしょうか。

　病気には多くの種類があると私たちは思い込んでいますが、古代人にとっては、病気はひとつで、ただそれがいろいろな顔を持っている、どこか一部分が病むのではなく、全身が病んでいるのだ、そう考えられていたといいます。まさにホリスティック（全体的）な考え方です。物質的には満たされながら、否、物質的な不自由が少なくなったからこそ、何を求めたらよいか、目標が見えにくくなった現代、アーユルヴェーダをはじめとする古代の医療や哲学は、私たちに多くを示唆してくれるように思います。

　スリランカを通じアーユルヴェーダと関わって十数年の未熟な私ですが、今後も先駆者である諸先生方のご指導を仰ぎながら、より深めてまいりたいと思っております。また、ひとりでも多くの方にアーユルヴェーダを楽しんでいただけることを願っています。

2004年初春　佐々木 薫

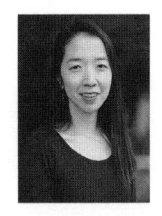

著 者　佐々木 薫（ささきかおる）
AEAJ認定アロマテラピー・プロフェッショナル。株式会社生活の木プランニングマネージャー。ハーブおよび精油、アロマテラピーの研究に携わり、商品やハーブショップ、ハーブガーデンの企画・開発を担当する一方、アーユルヴェーダ研究家として幾度もスリランカに足を運び、本場のアーユルヴェーダを伝えられる数少ない講師として、指導および普及に務めている。

撮影協力　株式会社生活の木
　　　　　〒150-0001 東京都渋谷区神宮前6-3-8
　　　　　TEL. 03-3409-1781

　　　　　Hotel Tree of life
　　　　　Yahalatenna, Barigama, Werallagama, Kandy, Sri Lanka.
　　　　　TEL. 94-81-2499777

撮　影　　石黒ミカコ
　　　　　BABジャパン企画出版部
デザイン　ギール・プロ　田中ミカ、田村和佳

5000年の歴史をとりいれた新生活術

癒しのアーユルヴェーダ

2004年2月20日　初版第1刷発行
2022年6月25日　初版第10刷発行

著　者　　佐々木薫
発行者　　東口敏郎
発行所　　株式会社BABジャパン出版局
　　　　　〒151-0073 東京都渋谷区笹塚1-30-11中村ビル
　　　　　TEL. 03-3469-0135　FAX. 03-3469-0162
　　　　　URL　http://www.therapylife.jp
　　　　　E-mail　shop@bab.co.jp
　　　　　郵便振替00140-7-116767
印刷・製本　図書印刷株式会社

ISBN4-89422-644-8 C2077
＊乱丁・落丁はお取り替えします。

DVD Collection

DVD
3つのタイプで最上の癒しを知る
アーユルヴェーダ・トリートメント

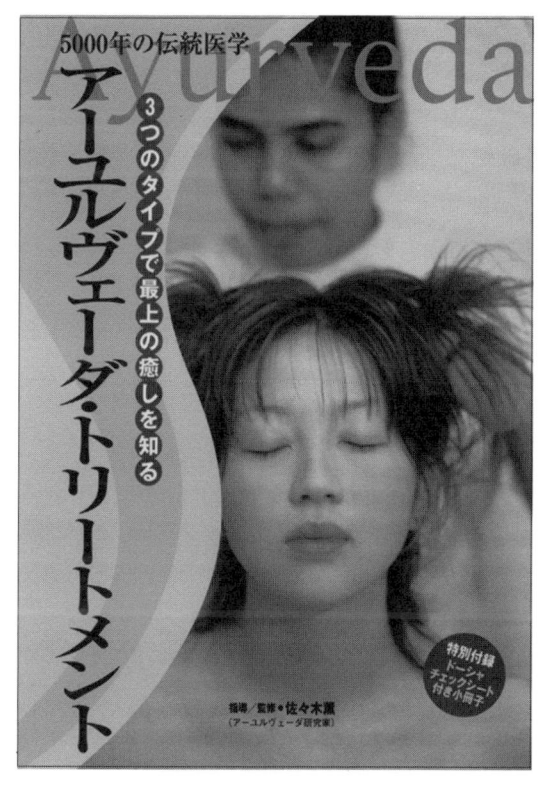

収録内容
- ●アーユルヴェーダとは
- ・歴史、5大元素とトリドーシャ理論

- ●あなたの体質を知りましょう
- （ドーシャチェック）
- ・チェックシートによる判定
- ・脈診による判定

- ●トリートメント概論
- ・パンチャカルマ
- ・3つのプロセス
- ・油剤法（スネハナ）
- ・発汗法（SVEDANA）
- ・薬剤法
- ・マルマ
- ・オイル

- ●トリートメント実技
- ・ヘッド
- ・フット（足先から脚）
- ・腰から背中
- ・お腹から胸
- ・腕から手
- ・肩から首
- ・フェイス
- ・他

※ 特別付録
・ドーシャチェックシート付き小冊子

映像で学ぶ5000年の伝統医学

遥か5,000年前の古代インドを発祥の地とし、スリランカで熟成されたアーユルヴェーダ。その悠久の歴史に育まれた伝統医学は、今までとは違う上質の癒しとリラクゼーションを提示してくれます。次のステップを目指すセラピスト、またさらに自分らしいライフスタイルを求める方に必見のビデオです。

トリドーシャ理論で、体の中から美しく——。

◇佐々木薫 監修　◇収録時間55分　◇本体4,500円＋税

アロマテラピー＋カウンセリングと自然療法の専門誌

セラピスト bi-monthly

スキルを身につけキャリアアップを目指す方を対象とした、セラピストのための専門誌。セラピストになるための学校と資格、セラピーサロンで必要な知識・テクニック・マナー、そしてカウンセリング・テクニックも詳細に解説しています。

- 隔月刊〈奇数月7日発売〉 ● A4変形判 ● 130頁
- 定価 1,000円（税込）
- 年間定期購読料 6,000円（税込・送料サービス）

セラピスト誌オフィシャルサイト　WEB限定の無料コンテンツも多数!!

セラピスト ONLINE
www.therapylife.jp

業界の最新ニュースをはじめ、様々なスキルアップ、キャリアアップのためのウェブ特集、連載、動画などのコンテンツや、全国のサロン、ショップ、スクール、イベント、求人情報などがご覧いただけるポータルサイトです。

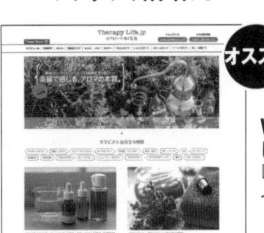

オススメ
- 『記事ダウンロード』…セラピスト誌のバックナンバーから厳選した人気記事を無料でご覧いただけます。
- 『サーチ＆ガイド』…全国のサロン、スクール、セミナー、イベント、求人などの情報掲載。
- WEB『簡単診断テスト』…ココロとカラダのさまざまな診断テストを紹介します。
- 『LIVE、WEBセミナー』…一流講師達の、実際のライブでのセミナー情報や、WEB通信講座をご紹介。

トップクラスのノウハウがオンラインでいつでもどこでも見放題！

THERAPY COLLEGE

セラピー NET カレッジ

WEB動画講座

www.therapynetcollege.com　[セラピー　動画]　[検索]

セラピー・ネット・カレッジ（TNCC）はセラピスト誌が運営する業界初のWEB動画サイト。現在、180名を超える一流講師の300以上のオンライン講座を配信中！　すべての講座を受講できる「本科コース」、各カテゴリーごとに厳選された5つの講座を受講できる「専科コース」、学びたい講座だけを視聴する「単科コース」の3つのコースから選べます。さまざまな技術やノウハウが身につく当サイトをぜひご活用ください！

- パソコンでじっくり学ぶ！
- スマホで効率よく学ぶ！
- タブレットで気軽に学ぶ！

**月額2,050円で見放題！　毎月新講座が登場！
一流講師180名以上の300講座以上を配信中!!**